地域・在宅看護論

地域・在宅看護論（'23）

©2023　永田智子・小野若菜子

装丁デザイン：牧野剛士
本文デザイン：畑中　猛

i-15

まえがき

　社会情勢が大きく変化するなかで，人々の健康や医療に対する意識や価値観も変化し，多様化している。感染症の蔓延は，社会のあらゆる側面に多大な影響を及ぼし，仕事や学校生活，他者との交流，受診行動など，人々の生活様式は大きく変化した。また，テクノロジーの発展は，医療・ケアの提供方法などの革新的な変化につながる可能性もある。さらに，わが国において 2040 年には，高齢者人口がピークとなるとともに，生産人口は減少していくことから，医療を含む社会保障をどのように確保していくかが喫緊の課題となっている。

　このようななかにあっても「自らの望む場所，住み慣れた場所で，必要に応じて適切な医療・ケアを受けながら，自分らしい生活を送る」ことは，多くの人々にとっての普遍的な価値であり，社会情勢の変化によりその重要性が改めて確認されたと言えるのではないだろうか。この価値を追求するうえで重要な役割を果たすのが，地域・在宅看護である。

　地域・在宅看護は，地域における健康ニーズを総合的に把握し，療養者の健康課題と生活上の課題に包括的にアプローチし，多職種連携・地域包括ケアシステムの構築を進めていくうえでの要となる実践であり，今後ますますその重要性は増していくだろう。

　本書は，われわれ編者に加え，地域・在宅看護の実践・研究をリードする方々にも執筆を依頼し，これまでの知見をまとめたものである。地域・在宅看護の基本的知識や実践方法を，最新の知見や制度をふまえて掲載している。看護職の方，看護などの資格取得を目指している方のみならず，看護や在宅ケアに初めてふれる方にとってもわかりやすい内容にすることを目指した。

　放送教材では，地域・在宅看護の実践場面などの映像を取り入れて，本書の内容をより具体的に学べるよう工夫している。本書とあわせて学習し，地域・在宅看護について，さらに理解を深めていただければと思う。

　地域・在宅看護は，対象の多様性や時代背景などに応じて柔軟に変化する面白さ，奥深さ，発展性をもつ領域だと感じている。本科目を学んだ方々が，地域・在宅看護に魅力を感じ，今後も関心をもち続けていただければ，編著者としては幸いである。

2023 年 2 月

永田　智子

小野　若菜子

目次

1 | 地域包括ケアシステムと地域・在宅看護

永田智子

《目標＆ポイント》
　地域包括ケアシステムの重要性と地域・在宅看護の目的や特徴について学ぶ。
(1) 地域・在宅看護論の目的と必要とされる背景を理解する。
(2) 地域包括ケアシステムの意義，目的，機能を理解する。
(3) 地域包括ケアシステムの構築のプロセスについて理解する。
《キーワード》　地域・在宅看護論の目的・理念，地域包括ケアシステム

1. 地域・在宅看護論の目的

　2022（令和4）年から「地域・在宅看護論」という新たな科目が，看護師学校養成所のカリキュラムに含まれることになった。看護職の免許を取得するには，看護職それぞれの資格に応じた教育を受け，国家試験に合格する必要がある。その教育内容を定めた，保健師助産師看護師学校養成所指定規則（以下，看護師等養成所指定規則）において，看護師学校養成所のカリキュラムに含まれていた「在宅看護論」が「地域・在宅看護論」に変更になったのである。在宅看護論においては，「在宅で療養している人々」に対する看護を幅広く学んでいたが，地域・在宅看護論においては従来の在宅看護論に加えて，「地域で生活する人々」に対して，その健康と暮らしを支援する方法を学ぶことを目指す。

2. 地域・在宅看護論の成立の背景

　看護師等養成所指定規則の改正の趣旨としては，少子高齢化が一層進

むなかで，地域医療構想の実現や地域包括ケアシステム構築の推進に向け，人口および疾病構造の変化に応じた適切な医療提供体制の整備が必要となっていること，看護職員の就業場所は医療機関に限らず在宅ケア機関や施設などへ広がっており，多様な場において多職種と連携して適切な保健・医療・福祉を提供することが期待されていること，そのようななかで，対象の多様性・複雑性に対応した看護を創造する能力が求められていることがあげられている。

日本の少子高齢化は急速に進んでいる（**図 1-1**）[1]。1970 年代に高齢化率が 7％を超えて「高齢化社会」に突入したが，1993（平成 5）年には高齢化率 14％以上の「高齢社会」，2007（平成 19）年には 21％以上の「超高齢社会」となり，2021（令和 3）年現在には高齢化率が 29％を超えている。一方，一人の女性が一生に産む子どもの数の平均である合計特殊出生率は 2005（平成 17）年には 1.26 まで低下し，その後も 1.5 以下で推移している[2]。日本の総人口は減少の局面に入っており，15〜64 歳の生産年齢人口はさらに減少していく見込みである。

昨今では介護などを受けずに生活を送ることができる，いわゆる「健康寿命」も延伸しており，高齢者イコール要介護者の増加というわけではない。しかし，加齢はさまざまな疾病や身体機能の低下を引き起こす要因であることは間違いない。高齢化の進行により，医療や介護を要する人々が増えていることは確かであり，国民医療費の増大も続いている。

一方で，核家族化，単身世帯の増加が進んでおり，平均世帯人員は 2019（令和元）年には 2.39 人となっている（**図 1-2**）[3]。こうしたなか，病気をもった人や子ども・高齢者などの世話や看病といった家族としての機能が十分に発揮できなかったり，ケアを行う家族が疲弊してしまったりする状況がみられている。

さらに，プライバシーが重視される一方で，隣近所との付き合いがな

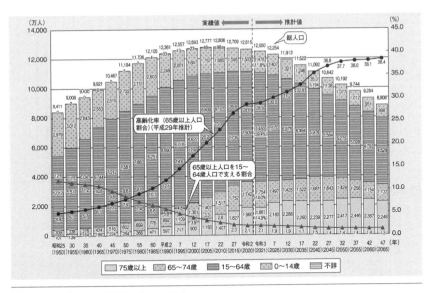

図 1-1　高齢化の推移と将来推計

資 料：棒グラフと実線の高齢化率については，2020 年までは総務省「国勢調査」（2015 年
　　　および 2020 年は不詳補完値による），2021 年は総務省「人口推計」（令和 3 年 10 月
　　　1 日現在（令和 2 年国勢調査を基準とする推計値）），2025 年以降は国立社会保障・
　　　人口問題研究所「日本の将来推計人口（平成 29 年推計）」の出生中位・死亡中位仮
　　　定による推計結果。

（注 1）2015 年および 2020 年の年齢階級別人口は不詳補完値によるため，年齢不詳は存在
　　　しない。2021 年の年齢階級別人口は，総務省統計局「令和 2 年国勢調査」（不詳補
　　　完値）の人口に基づいて算出されていることから，年齢不詳は存在しない。2025 年
　　　以降の年齢階級別人口は，総務省統計局「平成 27 年国勢調査 年齢・国籍不詳をあ
　　　ん分した人口（参考表）」による年齢不詳をあん分した人口に基づいて算出されて
　　　いることから，年齢不詳は存在しない。なお，1950～2010 年の高齢化率の算出には
　　　分母から年齢不詳を除いている。ただし，1950 年および 1955 年において割合を算
　　　出する際には，（注 2）における沖縄県の一部の人口を不詳には含めないものとする。

（注 2）沖縄県の昭和 25 年 70 歳以上の外国人 136 人（男 55 人，女 81 人）および昭和 30
　　　年 70 歳以上 23,328 人（男 8,090 人，女 15,238 人）は 65～74 歳，75 歳以上の人口
　　　から除き，不詳に含めている。

（注 3）将来人口推計とは，基準時点までに得られた人口学的データに基づき，それまでの傾
　　　向，趨勢を将来に向けて投影するものである。基準時点以降の構造的な変化などによ
　　　り，推計以降に得られる実績や新たな将来推計との間には乖離が生じうるものであ
　　　り，将来推計人口はこのような実績などをふまえて定期的に見直すこととしている。

（注 4）四捨五入の関係で，足し合わせても 100.0%にならない場合がある。

（内閣府：令和 4 年版高齢社会白書（全体版）．https://www8.cao.go.jp/kourei/whitepap
er/w-2022/html/zenbun/04pdf_index.html より転載）

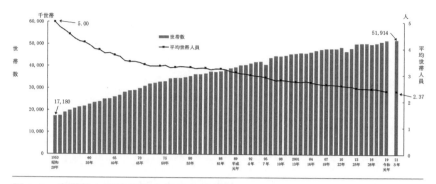

図 1-2　世帯数と平均世帯人員の年次推移
注：1）1995（平成 7）年の数値は，兵庫県を除いたものである。
　　2）2011（平成 23）年の数値は，岩手県，宮城県および福島県を除いたものである。
　　3）2012（平成 24）年の数値は，福島県を除いたものである。
　　4）2016（平成 28）年の数値は，熊本県を除いたものである。
　　5）2020（令和 2）年は，調査を実施していない。
（厚生労働省：世帯数と世帯人員の状況．2021（令和 3）年 国民生活基礎調査の概況，p.3，
厚生労働省，2022 より転載）

い世帯が増えており，内閣府が実施している「社会意識に関する世論調
査」[4] においても，現在の地域での付き合いの程度について「付き合っ
ている」と回答した者は 2020（令和 2）年 1 月のデータで全体の
65.4％と，過去最低になっている。町内会などの地区組織活動も都市部
では停滞しているところが多く，町村部では人口減少により活動そのも
のが実施できなくなっているところも多い。これにより，近隣同士が
困ったときに助け合うということも行いにくくなっていると言える。
　また，地域医療構想により医療機関の機能の分化が進められるととも
に，介護保険制度や障害者福祉制度などにより，さまざまなサービスが
多様な提供主体から提供されるようになっているが，地域に住む人々の
ニーズに柔軟に応えるためには，これらの医療福祉資源やサービスが互
いに補い合い，連携することが重要である。

　一方で，「多死社会」を迎え，「人生会議」など人生の最終段階における意思決定の重要性の認識が高まるなか，最期まで自分らしく暮らし続けたいという希望をどのように叶えたらよいかといった議論が広く行われるようになってきている。さらに 2020 年からの新型コロナウイルス感染症（coronavirus disease 2019：COVID-19）のパンデミックにより，病院での看取りに家族が立ち会えない状況が相次いだことも，人々の療養場所の選択に対する意識の変化に影響を及ぼしたと言える。

　こうした状況のなか，人々がどのような健康状態や身体機能であっても，住み慣れた地域で暮らし続けることができる「地域包括ケアシステム」を構築していく機運が高まっている。このような背景のもと，地域に暮らすさまざまな人々の暮らしや，それを支えるさまざまな社会資源について理解を深める「地域・在宅看護論」が必要とされるに至ったと言える。

3．地域包括ケアシステムとは

　1970 年代，日本が「高齢化社会」となった時期に，広島県の公立みつぎ総合病院（当時御調国保病院）の院長を務めた山口昇医師は，病院から退院した脳卒中患者が十分なリハビリテーションやケアを受けられないまま再入院してきてしまう状況をみて，自宅に医療・看護を届けるとともに，医療と福祉の一体的なサービス体制の構築を図ることにより，患者の日常生活動作（activities of daily living：ADL）が維持され，自宅での生活が継続できることを目指した。この包括的なケアの取り組みが「地域包括ケアシステム」の始まりである[5]。

　1997（平成 9）年には介護保険法が成立し，2000（平成 12）年に施行された。介護保険の基本理念としては，介護に対する社会的支援，高齢者自身によるサービスの選択と契約，自立支援や予防の重視，在宅生活

の重視，総合的・一体的・効率的なサービス提供，サービス提供機関の民間参入，安定的かつ効率的な事業運営と地域性の配慮があげられている。そして，2013（平成25）年の「持続可能な社会保障制度の確立を図るための改革の推進に関する法律（社会保障制度改革プログラム法)」および2014（平成26）年の「医療介護総合確保推進法」において，地域包括ケアシステムが法律内にはじめて明記された。

（1）地域包括ケアシステムの構成要素

上記の法律において，地域包括ケアシステムは「地域の実情に応じて，高齢者が，可能な限り，住み慣れた地域でその有する能力に応じ自立した日常生活を営むことができるよう，医療，介護，介護予防，住まい及び自立した日常生活の支援が包括的に確保される体制」（医療介護総合確保推進法，第二条）と位置づけられている（**図1-3**）[6]。以下，それぞれの構成要素について説明する。

①医療

「医療」としては，かかりつけ医による日常的な外来診療が居住する地域のなかで提供されること，必要時に入院でき適切な医療が提供されることが必要となる。各医療機関間での連携により，療養場所が変わっても継続的に必要な医療を安心して受けられることも重要である。

②介護

「介護」としては，食事や排泄などに対する身体介護や買い物や掃除などの家事援助があり，訪問サービスや通所サービスなどの在宅サービスのほか，介護老人福祉施設などの施設・居住系サービスも含まれる。

③介護予防

「介護予防」は，介護が必要な状態になることへの予防であり，高齢者の運動機能や栄養状態などの心身機能の維持・向上，日常生活の活動

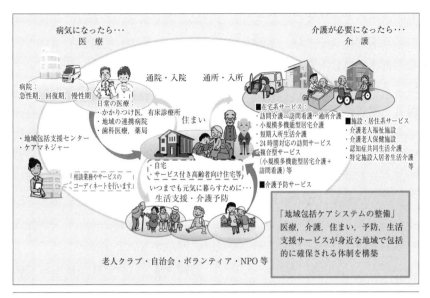

図 1-3　地域包括ケアシステムの姿
(厚生労働省：平成 28 年版厚生労働白書—人口高齢化を乗り越える社会モデルを考える.
p.149, 厚生労働省政策統括官付政策評価官室. https://www.mhlw.go.jp/wp/hakusyo/
kousei/16/ より転載)

や家庭・社会への参加の促進などに向けたはたらきかけにより，生活の
質（quality of life：QOL）の向上を目指す。介護保険における介護予防
サービスだけでなく，ボランティアによる交流サロン，外出や余暇活動
を目的としたサークルなども介護予防の一環である。

④生活支援

「生活支援」は生活していくうえで必要な手助けのことで，食事の配
達，安否確認，外出支援，家事の支援などが含まれる。これらの支援は
地域の社会福祉協議会や NPO 法人などが実施していることが多い。

⑤住まい

住み慣れた自宅に住み続けることを支援するため，住宅改修や福祉機

8

器の活用などを必要に応じて行うことは重要である。さらに，居住環境や家族構成によっては，高齢者住宅などの，元々の自宅に代わる住まいを選択する場合もある。住みやすい造りで，安否確認を含む生活支援が提供される住宅が身近なところにあれば，自宅での生活に不安のある高齢者・障害者でも，住み慣れた地域で暮らし続けることが可能となる。

　これらが，地域包括ケアシステムにおいては，日常生活圏域で適切に提供されることが求められている。「日常生活圏域」とは，住民が日常生活を営んでいる範囲を意味し，地理的条件，人口，旧行政区域，地域づくりの活動単位など，地域の特性をふまえて市町村などで設定しているものである。具体的には「概ね30分以内」に必要なサービスが提供できる範囲とされ，おおよそ中学校区に匹敵することが多い。

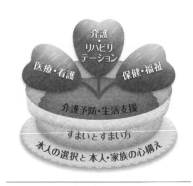

図1-4　地域包括ケアシステムの構成要素

(厚生労働省：地域包括ケアシステム構築に向けた制度及びサービスのあり方に関する研究事業報告書〈地域包括ケア研究会〉地域包括ケアシステムと地域マネジメント．平成27年度厚生労働省老人保健健康増進等事業，p.13，三菱UFJリサーチ＆コンサルティング，2016より転載)

　図1-4[7])に示された植木鉢の絵は，地域包括ケアシステムの5つの構成要素（医療・介護・介護予防・生活支援・住まい）が相互に関係しながら，一体的に提供される姿を現している。ここでは，最も重視されるべき本人の選択と，その地域で暮らし続けるための本人・家族の心構えが，地域生活を継続する土台として示されている。生活の基盤となる「住まい」は植木鉢，その中に満たされた土は「介護予防・生活支援」として示され，地域の多様な主体がかかわることにより土壌が豊かにな

り，QOL を高めることに寄与することが期待されている。さらに，専門的なサービスである「医療・看護」「介護・リハビリテーション」「保健・福祉」は，土壌から伸び出た葉として描かれ，これらが効果的にかかわりあうことで，歳をとっても暮らし続けられる地域が実現することが示されている。

（2）地域包括ケアシステムの関連機関

　地域包括ケアシステムにおける関連機関の例を**図 1-5**[5)]に示す。これらの機関間が互いに連携をとりながら，さまざまな住民が暮らし続けられる地域づくりを行っていくことが必要である。

　なかでも鍵となる機関である地域包括支援センターを**図 1-6** に示す。地域包括支援センターは 2006（平成 18）年に制度化された機関であり，

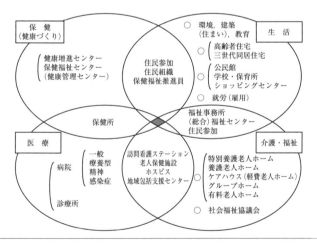

図 1-5　長寿社会における「まちづくり」：地域包括ケアシステムにおける関連機関
（山口　昇：地域包括ケアのスタートと展開．高橋紘士編，地域包括ケアシステム，p.35，オーム社，2012 より一部改変，転載）

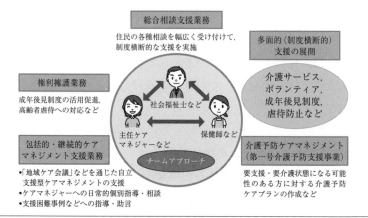

図 1-6　地域包括支援センター

　介護やケアに関する相談窓口や各種制度の申請先であるとともに，地域のケアニーズを広く把握したり，機関間の連携を促進したりする役割を有している。保健師（または看護師），主任ケアマネジャー，社会福祉士の三職種が必ず配置されており，自治体や各ケア機関と連携しながら活動している。

（3）自助・互助・共助・公助

　地域包括ケアシステムの実現には，自治体，医療機関，介護サービス提供機関，住民組織やボランティアなどの力が必要であり，「自助・互助・共助・公助」[7)]のバランスが求められる（**図 1-7**）[7)]。ここで，「公助」は一般財源による公の負担，「共助」とは介護保険などリスクを共有する仲間（被保険者）による負担，「互助」は相互に支えあっているものの費用負担が制度的に裏づけられていないもの，「自助」は「自分のことを自分でする」ことに加え市場サービスの購入も含まれている。政府は財政のひっ迫により公的サービスや保険によるサービスの拡充は

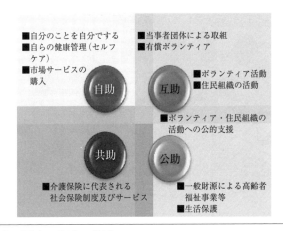

図 1-7　自助・互助・共助・公助
(厚生労働省：地域包括ケアシステム構築に向けた制度及びサービスのあり方に関する研究事業報告書〈地域包括ケア研究会〉地域包括ケアシステムと地域マネジメント．平成 27 年度厚生労働省老人保健健康増進等事業, p.8, 三菱 UFJ リサーチ＆コンサルティング, 2016 より転載)

むずかしいことから，「互助」と「自助」，つまり住民同士の助け合いや民間サービスの活用を促進する姿勢を打ち出している。

4．地域包括ケアシステムの構築に向けて

（1）地域を知る

　地域包括ケアシステムを構築していくためには，地域住民の状況や地域資源について把握することが重要である。公衆衛生学や地域看護学の領域では，地域の状況を把握し，課題を明らかにするために地域診断（地区診断ともよぶ）の手法が使われる。個々の療養者に看護を行う際に，面接やフィジカルアセスメントなどによって問題や課題を把握するのと同じように，地域を対象とした地域アセスメントを行い，問題や課題を把握する。

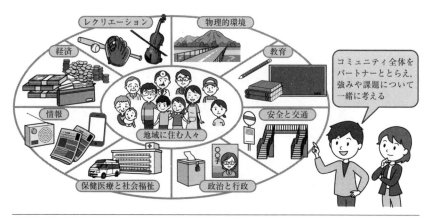

図1-8　コミュニティアズパートナーモデル

　地域診断のモデルとしてはコミュニティアズパートナーモデルがよく活用されている[8]。**図1-8**はこのモデルにおけるアセスメントの項目を示している。このモデルではコミュニティのコア（地域を構成する個人，家族，集団，地域全体の人口構造や形態，文化や習慣などの属性）のほか，①物理的環境，②教育，③安全と交通，④政治と行政，⑤保健医療と社会福祉，⑥情報，⑦経済，⑧レクリエーションの各側面についてアセスメントを行う。これらのアセスメントを行う際には，①既存資料の分析，②地区視診，③参加観察，④インタビュー，⑤フォトボイス，⑥社会調査などさまざまな技法[9]を用い，地域の実態を把握する（**表1-1**）。実際に行う際には，対象となる人々や健康課題を絞って実施することが多い。たとえば，ケア提供者や政策立案者と住民とが共同して，地域の社会資源や特徴などの情報を地図に書き込んで，資源や課題に特化したマップを作製し，そこで得られた情報から関係者へのインタビューなどにつなげ，課題を深掘りして解決策を検討する，といった活動が行われている地域がある。

表1-1　地域アセスメントのさまざまな手法

種　類	内　容
既存資料の分析	・国勢調査，自治体の基本計画や保健福祉計画，調査報告書や白書などから，地域の現状と課題を読み取り，分析する。 ・地図，観光マップ，タウン広報誌などから，地域の自然文化的特徴や特色を読み取り，分析する。
地区視診	人々の生活の場に出向き，生活環境や暮らしぶり，街並みなどを観察し，分析する。
参加観察	地域の行事や会合，日常の仕事などに参加しながら，内部の様子や人々の会話などを観察・記録し，分析する。了解を得たうえで実施する必要がある。
インタビュー	テーマに沿ったインタビューガイドを作成し，その地域で暮らす人々や関係者に依頼して，インタビューを行って分析する。
フォトボイス	テーマに沿った写真を住民らが撮影し，その写真に撮影者の語りを付け，それをもとにグループ討議を行う。
社会調査	テーマに沿った仮説をたて，対象集団を設定し，調査のデザイン・データ収集方法，内容などを設定し，調査結果を分析する。

（2）地域の健康課題と対応策の検討

　地域の健康課題について，保健福祉計画策定や地域ケア会議などの場を活用し，地域包括ケアシステムにかかわる職種や住民とともに話し合いをしながら，優先して取り組む課題や解決策について決めていく。

　地域の健康課題には看護課題と同様に，①実在型健康課題，②リスク型健康課題，③ウェルネス型健康課題，④可能性のある健康課題など多様な水準の課題[10]がある。さらには，これらの課題は，人々の生活や健康にとってどの程度重要なのか（重要性），予算や他の部門，人々の協力など，どの程度必要であり，どの程度実現できるか（実施可能性）などの観点から優先順位を決め，取り組むべき課題と対応策を考える。地域の健康課題の例を**表 1-2**[10]に示す。

　地域ケア会議[11]とは，個人に対する支援の充実と，それを支える社会基盤の整備とを同時に進めていく，地域包括ケアシステムの実現に向

14

表1-2 地域の健康課題の種類

種 類	内 容
実在型健康課題	実際に問題現象として起きている健康課題。地域のデータベースにその健康現象の指標があり，現象として認められるもの。 例：少子化，要介護高齢者の増加
リスク型健康課題	今後問題が起こる恐れや可能性がある健康課題。地域のデータベースに健康課題の危険因子はあるが，徴候や現象は現れていないもの。 例：閉じこもりがちの高齢者は心身機能が低下する恐れがある
ウェルネス型健康課題	より健康に，豊かに生きたい，成長したいと願う健康課題。 例：地域の人々は集まって交流し，互いに助け合いたいという気持ちをもっている
可能性のある健康課題	地域の健康課題として明確になっていないが，健康課題になる可能性や疑いがあること。 例：商店が閉店することにより，買い物難民が増え，人々の食生活に問題が起こる可能性がある

（佐伯和子：地域看護アセスメントの過程. 佐伯和子編著，地域看護アセスメントガイド―アセスメント・計画・評価のすすめかた. pp.6-21，医歯薬出版，2007 より著者作成）

けた手法であり，地域包括支援センターなどが主催することが多い（**図1-9**）[11]。地域ケア会議には実務者レベルが行う個別課題を取り扱う会議から，個々の課題からネットワークの構築に発展させるための会議，さらに地域全体の課題の発見と，それに対する解決策としての地域づくりや資源開発，さらには政策形成につなげるための会議まで，さまざまなレベルがある。多職種で協働して対応にあたるなかで困難が生じた個別ケースを取り上げ，その事例について地域の多様なメンバーが話し合うことにより，個々の事例の解決策を探るだけでなく，地域全体の課題を見いだし，部署間・機関間・職種間の連携を強化したり地域の新たな資源を開発したりすることにつなげていく。

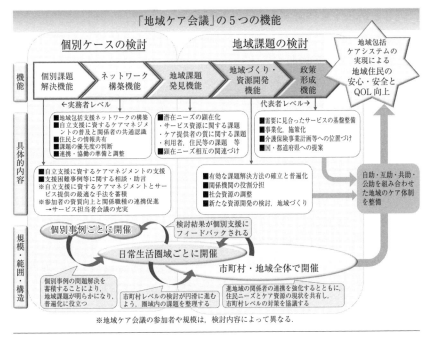

図 1-9　地域ケア会議の機能
(厚生労働省：地域包括ケアシステム，地域ケア会議の概要．p.2．https://www.mhlw.go.
jp/seisakunitsuite/bunya/hukushi_kaigo/kaigo_koureisha/chiiki-houkatsu/dl/link3-1. pdf
より転載)

（3）地域包括ケアシステムと在宅看護

　地域包括ケアシステムは，全国一律に行われる画一的なシステムでは
なく，地域ごとに推進される「ネットワーク」であるとされる[12]。都
市部と山間部とでは医療機関へのアクセスしやすさが異なり，また同じ
町のなかでも一戸建ての多い地域と団地が集まった地域では，住民の年
齢層や価値観が異なることも多い。「住み慣れた地域で暮らし続ける」
という願いを叶えるためにも，まずは地域特性を理解したうえで，地域

に応じた解決策を検討する必要がある。

　疾患や障害をもった住民が，その地域で自分らしく暮らし続けるには，暮らしの場を確保するとともに，インフォーマルなサポートやフォーマルなサービスを含めたケア資源が互いに連携しながら，その住民や家族を支え合うことが必要となる。ケア資源同士が，互いに顔の見える関係性をもち，密接に連携することができれば，より効果的できめ細やかなケアを提供することが可能になる。このような関係は事例を通して形成されることもあれば，日常的な会議体や地域の活動への参加により醸成されることもある。

　このようなネットワークが形成されることにより，新たな事例への対応が迅速に行えたり，相談が持ち込まれることにより問題が深刻になる前に予防的な対応が行えたりする場合もある。その蓄積により，地域のケアシステムがより強固になり，定着していく。複数の地域でシステム化が進むと，それが自治体における正式な制度や施策として運用されることもある。

　在宅看護は「在宅」においてのみ行われるのではなく，人々が暮らす地域のなかで行われるものである。在宅における療養生活の質を向上させるためには，地域全体が療養者を含む多様な住民にとって暮らしやすい場，住み続けられる場であることが必要であり，それはすなわち地域包括ケアシステムの構築・発展そのものであると言えよう。

引用文献

1) 内閣府：令和 4 年版高齢社会白書（全体版）. https://www8.cao.go.jp/kourei/ whitepaper/w-2022/html/zenbun/04pdf_index.html（2022 年 10 月アクセス）
2) 厚生労働省：平成 30 年（2018）人口動態統計月報年計（概数）の概況. 厚生労働省政策統括官付参事官付. https://www.mhlw.go.jp/toukei/saikin/hw/ jinkou/geppo/nengai18/index.html（2022 年 2 月アクセス）
3) 厚生労働省：世帯数と世帯人員の状況. 2021（令和 3）年 国民生活基礎調査の概況，p.3，厚生労働省，2022
4) 内閣府：令和元年度 社会意識に関する世論調査. https://survey.gov-online. go.jp/r01/r01-shakai/index.html（2022 年 2 月アクセス）
5) 山口　昇：地域包括ケアのスタートと展開. 高橋紘士編，地域包括ケアシステム，pp.12-37，オーム社，2012.
6) 厚生労働省：平成 28 年版厚生労働白書―人口高齢化を乗り越える社会モデルを考える. 厚生労働省政策統括官付政策評価官室. https://www.mhlw.go.jp/ wp/hakusyo/kousei/16/（2022 年 2 月アクセス）
7) 厚生労働省：地域包括ケアシステム構築に向けた制度及びサービスのあり方に関する研究事業報告書〈地域包括ケア研究会〉地域包括ケアシステムと地域マネジメント. 平成 27 年度厚生労働省老人保健健康増進等事業，三菱 UFJ リサーチ＆コンサルティング，2016.
8) Anderson ET, et al〈eds〉，金川克子ほか監訳：コミュニティアズパートナー―地域看護学の理論と実際. 第 2 版，医学書院，2007
9) 金川克子，他編：地域看護診断. 第 2 版，東京大学出版会，2011.
10) 佐伯和子：地域看護アセスメントの過程. 佐伯和子編著，地域看護アセスメントガイド―アセスメント・計画・評価のすすめかた. pp.6-21，医歯薬出版，2007.
11) 厚生労働省：地域包括ケアシステム，地域ケア会議の概要. https://www. mhlw.go.jp/seisakunitsuite/bunya/hukushi_kaigo/kaigo_koureisha/chiiki-hou katsu/dl/link3-1.pdf（2022 年 2 月アクセス）
12) 二木　立：地域包括ケアと医療・ソーシャルワーク. 勁草書房，2019.

2 | 在宅看護の目的と変遷

永田智子

《目標＆ポイント》
　在宅看護活動の変遷をふまえたうえで，在宅看護の目的や特徴，在宅看護で活用される概念について学ぶ。
(1) 在宅看護活動の変遷や発展過程の概要を理解する。
(2) 在宅看護の目的と特徴を理解する。
(3) 在宅看護の基本となる理念を理解する。
《キーワード》　在宅看護の変遷，在宅看護の目的，在宅看護の特徴

1. 在宅看護の変遷

(1) 欧米における在宅看護活動の萌芽

　フローレンス・ナイチンゲール（1820～1910 年）は，専門的な職業であり科学的な知見に基づく近代看護の基礎を築いた人物として知られている。ナイチンゲールはイギリスにおいて，飢餓の 40 年代と言われる時代に，貧しい人の家への奉仕訪問活動を行うなかで「施すだけでは役に立たない」と考え，病める人・苦しむ人を癒す“看護”という仕事を人生の目標として定めたという。ナイチンゲールが 19 世紀終わりに記した「病院というものはあくまでも文明の途中のひとつの段階を示しているにすぎない。（中略）究極の目的はすべての病人を家庭で看護することである」[1]といった考えは，在宅看護・地域看護の基盤であると言えよう。

　ナイチンゲールと同時代に生きたウィリアム・ラスボーン（1819～

1902 年）は，貧しい病人が自宅で看護を受けられるよう，1859 年に貧しい病人の家庭を訪問する慈善事業を始めた。その後ラスボーンはナイチンゲールに協力を求め，1861 年に王立リバプール病院に看護師養成学校を開設した。その後，リバプールでは地区看護師（district nurse）とよばれる専門教育を受けた看護師が，受け持ちの地区にある病人の家庭を訪れて看護を提供する仕組みがつくられた。この活動は現在のイギリスにおける乳幼児向けの保健活動を実施するヘルスビジターへと引き継がれている[2]。

　一方，アメリカではリリアン・ウォルド（1867～1940 年）が 1893 年にニューヨークのヘンリー街にセツルメントを設立した。貧しい移民の多いヘンリー街において，看護職が人々とともに暮らし，セルフケアを促進するための健康教育や環境整備を行うことにより，人々の健康を向上させようとする試みである。これは公衆衛生看護活動の礎とされ，わが国の地域・在宅看護にも影響を与えている[2,3]。

（2）日本における地域・在宅看護活動のはじまり

　日本における職業としての看護師の歴史は，明治時代に正規の看護教育が始まったことに端を発する。このうち京都同志社の新島襄（1843～1890 年）がアメリカのキリスト教宣教師の協力を得て設立した京都看病婦学校では，ナイチンゲール看護が導入された。さらに学校設立の目的として「巡回看護婦」の養成が含まれていた。劣悪な環境下で栄養摂取も十分に行えないまま厳しい労働を行う貧しい人々に対し，看護婦[注1]と伝道師が同伴して家庭を訪問する制度として 1892（明治 25）年に開始されたのが巡回看護婦制度である。これはのちの保健師による家

[注1]　本章では歴史的な内容を扱うため，わが国の 2001（平成 13）年の保健師助産師看護師法改正前については「看護婦」「保健婦」「産婆」表記とする。

庭訪問活動の原点と言えるだろう[4]。

　一方，1891（明治24）年には，桜井女学校付属看護婦養成所の第1
期卒業生である鈴木まさ（1857〜1940年）が慈善看護婦会を設立した。
これは，看護婦が患者・家族との雇用契約のもとに，家庭や病院に出向
き，必要な看護サービスを提供する「派出看護婦」制度の発端である。
この制度において，看護婦は雑用を行わないことや病状を他所に漏らさ
ないことなどの規定があり，貧困家庭においては費用は免除されてい
た。看護婦が契約に基づいてサービスを提供したということで，訪問看
護ステーションの源流と言える活動である[4]。

（3）明治時代から第二次世界大戦までの在宅看護の歩み

　日清戦争（1894〈明治27〉〜1895〈明治28〉年）以降，伝染病が流
行し，また入院施設が十分でなく，かつ家族による看護も十分に行えな
いという状況から，派出看護婦の需要が増し，1899（明治32）年には
東京市内の派出看護婦会の数は58，所属する看護婦数は900人に達し
た。これに伴い，看護婦の質の低下が問題となり，看護婦の教育や資格
についての基準を設ける必要が生じた。1915（大正4）年には「看護婦
規則」が定められ，看護婦の専門的な職業としての規定化が図られ
た[4]。

　一方，1892年に京都看病婦学校において開始された巡回看護は，そ
の後1911（明治44）年に東京市に設立された恩賜財団済生会による巡
回看護班の活動へと引き継がれた。済生会は明治天皇の下賜により設立
された救貧活動のための組織であり，1914（大正3）年からは女医と看
護婦の診療班による地区内の巡回活動が開始された。この取り組みは，
1923（大正12）年の関東大震災後にさらに発展し，医師・産婆・看護
婦から成る巡回看護班が活躍した。その職務は応急手当，助産，伝染病

の発見，健康教育，母子保健指導など幅広いものであった[4]。

　1918（大正 7）年には東京帝国大学の基督教青年会を母体とする賛育会が発足し，診療所と併せて妊婦乳児相談所が設けられた。1924（大正 14）年からは巡回産婆活動が，また 1937（昭和 12）年からは訪問看護活動が開始された。これらの活動の背景には，高い乳児死亡率があった[4]。

　1923 年には，東京市において大規模病院として発展していた聖路加国際病院などにおいて児童相談所が設けられ，1926（大正 15）年には巡回看護が行われた。聖路加国際病院では，公衆衛生看護活動の発展のため，アメリカから看護婦のクリスティ・M・ヌノ（1882～1946？年）を招き，1927（昭和 2）年にはアメリカ留学から帰国した平野みどり（1898～1983 年）を公衆衛生看護部主任とした[5]。さらに，1928（昭和 3）年には日本赤十字社において社会看護婦養成所，1930（昭和 5）年には聖路加女子専門学校において公衆衛生看護科が開設され，保健婦教育が開始された[4]。また 1928 年には大阪において朝日新聞社会事業団が発足し，1930 年にアメリカ留学から帰国した保良せき（1893～1980年）が，同事業団の公衆衛生訪問婦協会を設立した。保良はヘンリー街のセツルメントに影響を受けており，十分な高等教育と看護教育を受けたスタッフにより，訪問看護のほか予防接種や健康相談，子どもクラブや母の会・父の会など，さまざまな社会事業に至るまで，幅広い活動を展開する創造的な取り組みを行った[6]。

　海外からもたらされた慈善事業としての地域・在宅看護活動は，大正デモクラシーを背景に民間主導型の活動として発展したが，時代の変化とともに国力増強のための公衆衛生の重要性が叫ばれるようになった。東京市は 15 の市民館に保健婦を常駐させることとし，1935（昭和 10）年には聖路加国際病院のある京橋を特別衛生地区に指定し，病院内に保健館を設立した。これが日本初の公立保健所である。また，1937（昭和

12）年には乳児死亡率の高い大阪市に小児保健所が設置され，保健婦による家庭訪問が行われ，保健指導などが実施された。同年には保健所法が制定され，国民の体力向上を目的に保健指導を行う施設として保健所が規定された。また1938（昭和13）年には厚生省が設置され，第二次世界大戦中の1941（昭和16）年には保健婦規則が制定された。保健婦は国家奉仕を前面に掲げ，人々の保健指導にあたるのみならず，特に地方の無医村・無産婆地区においては，さまざまな職種を包含する業務として，生活改善や栄養改善，助産，医療行為に至るまでを引き受けて活躍した[4]。

（4）戦後の健康課題と地域・在宅看護

　第二次世界大戦後，保健婦は結核を含むさまざまな感染症への対策として，衛生教育や患者発生時の対応，受診率の向上などに取り組んだ。また，乳児死亡率が引き続き高水準であり，戦後すぐの食糧事情は劣悪だったことから，栄養改善に積極的に取り組んだ。一方，兵士の戦地からの引き上げなどによりベビーブームとなったことから，家族計画指導などにも力を入れた。

　高度経済成長期に入り，栄養状態が改善して乳児死亡率が改善し平均寿命も延びていくなかで，新たな問題が顕在化した。1967（昭和42）年ごろから全国規模で発生した原因不明の病気はスモンと名付けられ，のちに薬害であることが明らかになったが，この問題を機に難病対策が進められるようになった。1972（昭和47）年には全国難病団体連絡協議会が結成され，7月には国により難病対策要綱が定められた。保健所には地域における難病対策の窓口が設置され，保健婦は療養相談や家庭訪問による支援を行った。また，1965（昭和40）年には精神衛生法が改正され，入院中心の医療から地域での精神衛生対策に重点が置かれる

ようになった。保健所は地域の精神保健対策の第一線機関となり，保健婦は根強い偏見や地域の資源不足などがあるなかで，精神障害者が地域で生活を続けられるような活動を継続した[4]。

（5）わが国における訪問看護活動の萌芽

　高度経済成長期以降，わが国の高齢化が進み，公衆衛生上の課題は感染症対策や母子保健から慢性疾患対策や高齢者介護へと拡大した。保健婦は 1970（昭和 45）年ごろから「寝たきり老人」への家庭訪問にも取り組み始めた。あわせて，病院からの継続看護が実施されるようになった[7]。京都の堀川病院や日本大学医学部附属板橋病院，全日本民主医療機関連合会参加の病院・診療所の看護婦により，往診から進展した訪問看護が実施されていた。しかし，これらの活動は看護婦の熱意により支えられており，診療報酬上の裏づけがなかったため，普遍化には至らなかった[4]。

　一方，1971（昭和 46）年には東京都東村山市が寝たきり老人に対する訪問看護サービスを東京白十字病院に委託するなど，自治体事業としての訪問看護も実施され始めた。東京都新宿区や神奈川県横浜市も 1970 年代半ばに事業を開始した。そして，1976（昭和 51）年には東京都福祉局が区市町村の訪問看護への助成を開始したことにより，都内自治体による訪問看護事業が急速に普及した[4]。

　このような取り組みは 1982（昭和 57）年に制定された老人保健法に影響を与えたと考えられる。老人保健法は，国民の健康の保持増進，老人医療の負担の公平化，国民の保険サービスの保証などを掲げており，40 歳以上の国民を対象に，6 つの保健事業（①健康手帳の交付，②健康教育，③健康相談，④健康診査，⑤機能訓練，⑥訪問指導）と医療などを市区町村が実施主体として行うことになった。このうち訪問指導は，

年6〜12回程度，主治医の指導のもとに保健婦・看護婦が実施するものとされ，家族介護者への指導・支援や諸制度の活用指導などがおもな内容であった。一方，医療事業のなかでは，1983（昭和58）年に「退院患者継続看護・指導料」が老人診療報酬として初めて認められ，訪問看護が初めて点数化された。その後，1986（昭和61）年には健康保険法にて「精神科訪問看護・指導料」が新設され，さらに1988（昭和63）年には「在宅患者訪問看護・指導料」が認められた。これにより高齢者に限らず，在宅で療養するすべての年代の人を対象とした訪問看護に経済的裏づけができたことになる。

1989（平成元）年には，厚生省と大蔵省と自治省の合意で高齢者保健福祉推進10か年戦略（通称ゴールドプラン）が策定され，ヘルパー，デイサービス，ショートステイの数値目標が定められるなど，高齢化を見据えた国の動きが盛んになってきた時期であった。

（6）訪問看護ステーションの開始から現在まで

1992（平成4）年には老人保健法の改正により，「老人訪問看護ステーション」が制度化された。老人訪問看護ステーションは，管理者が看護職であると定められ，自律的に地域で看護サービスを提供できる事業所として法的に位置づけられた。また，同年の医療法改正により，初めて「居宅」が「医療提供の場」として位置づけられた。1994（平成6）年の健康保険法の改正では，高齢者のみでなく対象をすべての年代に拡げた訪問看護制度が設立され，名称は「訪問看護ステーション」に変更された。

先に述べたゴールドプランは，高齢化が想定以上の速さで進行したことにより，設定目標を上方修正する必要が生じた。そこで，1994年には新ゴールドプランとして，1999（平成11）年までの間にホームヘル

パー 17 万人の確保，訪問看護ステーション 5,000 か所の整備などが目標とされた。

　2000（平成 12）年から施行された介護保険法は，要介護状態などの軽減または悪化の防止，被保険者の選択による多様な事業者などからの総合的かつ効率的なサービス提供，要介護状態になっても可能な限り有する能力に応じた日常生活を営むことを理念として掲げている。介護保険法にはケアマネジメントが導入され，介護保険利用者においてはケアプランにおけるサービスの一つとして訪問看護が提供されることとなる。

　その後，介護保険制度においては看護小規模多機能型居宅介護，療養通所介護，定期巡回・随時対応型訪問介護看護など，訪問看護を活用しながら多様なニーズに対応するサービス形態が新設されている。また，医療保険制度においても，訪問看護や在宅ケアに関する診療報酬の改定が行われ，在宅ケアがさらに推進されている。加えて，地域包括ケアシステムの構築に向け，地域に根差した住民主導の活動も促進され，地域・在宅看護に関連する社会資源は多様性を増している。

　このように，わが国の地域・在宅看護活動は，社会状況に応じて変化し，発展を遂げてきた。

2．在宅看護の目的と内容

　在宅看護は，療養者およびその人を介護する家族に対して，彼らが療養する生活の場に出向いて看護を提供し，療養者と家族の生活を維持し，その生活の質（quality of life：QOL）の向上を目指す看護である。ここでの「在宅」とは，自宅に加え，長期に入居可能な施設で療養者の生活の場となっている施設も含む。在宅におけるケア・看護は，生活の場を基盤とした通院・通所，および一時的な入院もその範囲に含むとされている。

　日本在宅ケア学会は，「在宅ケア」を「在宅ケアを必要とする人々に対してその生活の場において行われるケア」を指すとし，その提供内容は，専門職，並びに家族や地域の人々が在宅において，おもに**表 2-1**[8)]の内容を行うものであるとしている。

　在宅看護は，看護職によって他の専門職や地域住民と協同しながら提供される在宅ケアの一部であると言える。おもな在宅看護の提供方法としては訪問看護があげられるが，それ以外にも通所施設や地域密着型サービスでの看護，外来や診療所での看護，入退院時における医療施設での看護などがあげられる。今後は遠隔医療の進歩により，在宅療養中の患者・家族に対しネットワークを通して看護を提供するシステムも普及していく可能性がある。さらに，地域包括ケアシステムの構成要員として，地域住民全体への健康増進活動や在宅ケアに関する意識啓発の取り組み，他機関との連携やコンサルテーション，新たな地域資源の開発など，大きな可能性をもつ看護領域であると言える。

表 2-1　在宅ケアの内容

・自立を目指した生活（日常生活，就労，教育を含む）支援
・心身の健康状態の維持増進のための医療支援
・療養・治療・服薬・食事・栄養・口腔・運動・健康増進などに関する保健指導
・医療的な処置，および医療機器を用いた療養支援
・リハビリテーション
・意思決定の支援と権利擁護
・こころの支援
・緩和ケア
・エンドオブライフケアや看取り
・保健・医療・福祉・介護・教育・就労などの制度や資源の導入・活用
・日常生活用具の導入や住宅改修支援
・地域ケアシステムの開発や構築　など

（日本在宅ケア学会：在宅ケア実践の質の向上と推進に関するステートメント〈声明文〉．日本在宅ケア学会，2017 より作表）

3．在宅看護の対象

　在宅看護の対象は，地域で生活するあらゆる年代の人々を含む。訪問看護利用者の多くは 65 歳以上の高齢者であるが，40～64 歳の患者に対しては，就労や家族内での役割との調整が大きな課題となり，AYA（adolescent & young adult）世代と言われる 15～39 歳の患者においては，学業の調整や将来への不安への対応も重要となる。また，医療ニーズなどの特別なケアニーズをもつ子どもの数は増えており，訪問看護においても小児への対応の必要性は増している。子どもの発達支援や保護者の負担軽減のためには学校や保育所における受け入れも重要であり，看護師にはこれらの機関での役割も求められている。2021（令和 3）年には「医療的ケア児及びその家族に対する支援に関する法律」（医療的ケア児支援法）が成立し，国や地方自治体の責務が明文化されたことから，医療的ケア児の支援体制は今後さらに整備されていくことが期待される。

　また在宅看護においては，あらゆる健康状態の人々が対象となる。予防的なニーズをもつ者，慢性疾患の管理が必要な者，退院直後など病状が不安定な者，リハビリテーションが必要な者，さまざまな疾患の終末期にある者など，多様なケアニーズをもつ者が含まれる。

　さらに，疾患やケアニーズをもつ対象個人だけではなく，家族など周辺の人々にも着目することが重要である。地域での生活は周囲の人々との関係性のなかで成り立っており，病気や障害は療養者だけではなくその人の家族や職場・学校などにもさまざまな影響を与えている。療養生活を送るうえでは，ケア提供者によるフォーマルなサービスだけではなく，近隣や友人からのインフォーマルなサポートが必要な場合もある。生活者としての療養者を広い視点でとらえることが重要である。

4．在宅看護の特徴

　在宅看護と一般的な病院などで提供される看護との比較を**表2-2**にまとめた。

（1）生活の場での看護

　病院は治療を目的とした施設であり，患者は医療者の指示に従うことが原則である。また常に医療従事者が待機しており，医療に必要な物品は完備されている。一方，在宅看護では，療養者やその家族の「生活の場」において看護を提供するので，療養者や家族が医療者を信頼し，看護を必要と認識していなければ，療養の場に医療者が立ち入ることもで

表2-2　在宅と病院の比較

	在宅看護	病棟看護
場の特徴	生活の場，慣れ親しんだ場	医療の場，不慣れな場，集団生活
患者の主体性	患者が host，医療者が guest。患者が生活や医療・看護の自己決定をする。セルフケアは患者自らや家族と協力して行う	患者は guest。医療施設の規則内での自己決定。医療者の管理のもとでの療養生活
家族の役割	家族が介護を行う場合が多い。家族の負担が重い場合がある	面会時に家族として限られた援助をする。
医療職とかかわる時間	訪問時，施設来所時，電話相談など，かかわる時間が少ないので療養者と家族で対応できるよう教育・援助が必要	24時間交替で医療者が見守り
緊急時の対応	医療者を呼ぶべきかなど，自分で判断して対応できるように対象者や家族に教育する	医療者が24時間体制で対応できる
ケアに必要な物品	医療用器具や介護用品の準備，家庭にある物品の応用	医療用器具や看護ケアに必要な物品は整っている
費用の支払い	訪問看護費は独立した支払いとなる	治療や検査の費用に看護の費用が含まれている

きず，看護が成立しない。また，看護師不在の時間帯のほうが圧倒的に長いことが多く，服薬管理や医療的ケアなども療養者や家族が自ら主体的に行う必要がある。慢性疾患の管理など，療養者や家族が必要性を理解し，実行可能な方法を理解して継続できるよう，対象者や家族の理解力や能力に応じた教育や準備を行っておく。さらに，看護師が不在のときに，病状の変化や予期せぬ事態が発生することも多くあるため，対象者や家族が自ら適切な行動をとれるよう，十分に説明し対策をとっておくことも必要である。

　このような対応が必要ではあるものの，在宅では療養者自身が自分の望む場所で思うように過ごすことができ，家族やペットと時間を過ごしたり，家庭内での役割を果たしたりすることができるという，何物にも代えがたい利点がある。

（2）経済的な負担への配慮

　病院では，費用は治療費や検査費などとまとめての支払いになるため，看護に要した費用はわかりにくいが，訪問看護は独立した支払いとなるため，支払いの根拠などについてシビアに問われることもある。さらに在宅においては医療材料などを個別に入手する必要があるのに加え，消耗品の使用などにおいては経済面に配慮する必要がある。介護用品については，家庭にあるものや安価に購入できるもので代替利用する場合もあり，臨機応変な対応をとれることが望ましい。また，オムツの支給事業など，自治体などが無料・定額のサービスを提供している場合もあるので，情報収集して活用できるよう支援する。

（3）多職種協働

　院内の多職種がチーム医療を提供する病院での看護と異なり，在宅看

護においてはそれぞれの対象者のニーズに応じて複数の機関に所属する多職種が協働してケアを提供する。介護保険の要介護者の場合はケアマネジャーがケアプランの作成やサービス担当者会議の開催などを行っていく。一方，子どもや若年の対象者の場合は，保健師や訪問看護師がチームのまとめ役となる場合が多い。

ケアチームのメンバーとしては，本人・家族のほか，ケアマネジャー，訪問看護師，医師，リハビリテーションスタッフ，ヘルパーなどが含まれることが多く，さらに通所サービスのスタッフ，薬剤師や栄養士，医療機器業者の担当者，職場や学校の関係者，民生委員や自治会役員，近隣住民などが含まれることもある。

対象者ごとにチームメンバーが異なり，また互いに直接会うことなくサービスを提供する場合も多いので，対象者の意向やケアの方針から日常的な注意点に至るまで，情報の共有を密に行いながらケアを提供していくことが必要となる。昨今では，医療介護情報を電子化して管理するだけでなく，多機関とリアルタイムで共有できるシステムを使用する事業所も増えている。

5．在宅看護の基本理念

（1）アドボカシー（権利擁護）

社会正義を保障することを目的に，社会的弱者に代わって権利を擁護する一連の支援を指す。看護者は，アドボカシーの理念にのっとって対象者の生命と健康を守り，対象者が人間として尊厳のある生活を送れるように支援する。

たとえば，精神疾患を有する対象者が，状況を十分に説明できないために，必要な行政サービスを受けられていない場合，看護者は対象者の意向を確認したうえで行政窓口への連絡を行うなど，対象者が権利を行

使できるような支援を行う。

（2）エンパワメント

　人々への能力の付与のことである。人々に自信を与え，自己決定力を
強化して，自己実現を目指せるように援助する。いかなる対象者にも問
題解決能力があり，自分で自分の生き方を選択する権利があることを前
提としている。在宅ケアにおいては対象者の自己決定が尊重されるが，
主体的な意思決定がむずかしい場合は，自己効力感を高めることを考慮
したかかわりが重要である。

（3）ストレングスモデル

　在宅看護では，対象者の強みや肯定的な面に焦点を当て，強みを活か
す支援を行うことが重要である。在宅療養者は慢性的なケアニーズを有
している場合が多く，徐々に病状が進行したり，身体機能が低下してい
く対象者も多い。そのようななかでも「できること」や「その人のもつ
資源」に着目し，それを評価したり強化したりすることにより，その人
らしく地域で生活していけるよう支援していくという考え方が，ストレ
ングスモデルである。

　少子高齢化の進行，在院日数の減少などの背景から，在宅ケアのニー
ズは高まっている。また，ライフスタイルが多様化しているなか，
QOL の向上を追求するうえでも，障害や疾病を有していても，また人
生の最終段階においても，自分らしく過ごしたいと考える人々が今後さ
らに増えていくと考えられる。ケアニーズの増加と多様化に対応できる
よう，在宅看護活動が質，量ともに拡充し，地域包括ケアシステムがさ
らに発展していくことが望まれている。

引用文献

1) 薄井坦子編：ナイチンゲール言葉集—看護への遺産. 現代社, 1995.

2) 河野あゆみ編：新体系看護学全書 地域・在宅看護論. 第6版, pp.39-41, メヂカルフレンド社, 2021.

3) 宮崎和加子, 他：在宅ケアの探究者たち その人と言葉（10）リリアン.D.ウォルド. コミュニティケア 5（1）：47-49, 2003.

4) 渡辺裕子：歴史を学ぶ—くらしのなかの看護はどのようにして変遷してきたのか. 渡辺裕子監, 家族看護を基盤とした 地域・在宅看護論, 第5版, pp.472-488, 日本看護協会出版会, 2021.

5) 聖路加国際大学学術情報センター大学史編纂・資料室編：聖路加ブックレット3 聖路加と公衆衛生看護. 聖路加国際大学, 2015.

6) 宮崎和加子, 他：在宅ケアの探究者たち その人と言葉（14）保良せき（その1）. コミュニティケア 5（5）：46-48, 2003.

7) 財団法人日本訪問看護振興財団：訪問看護白書—訪問看護10年の歩みとこれからの訪問看護. 日本看護協会出版会, 2002.

8) 日本在宅ケア学会：在宅ケア実践の質の向上と推進に関するステートメント（声明文）. 日本在宅ケア学会, 2017.

3 | 在宅看護と家族支援

牛久保美津子

《**目標＆ポイント**》
(1) 家族とは何かを理解する。
(2) 在宅介護の現状を理解する。
(3) 現在の家族構成や家族機能の特性を理解する。
(4) 家族へのかかわり方を理解する。
(5) 家族支援のための理論を理解する。
《**キーワード**》　家族，在宅介護，家族アセスメント，家族支援

1. 在宅看護における家族のとらえ方

　在宅看護では，療養者の意思を尊重し，療養者が望む暮らし方や生き方を支援することが大前提であり，療養者が主役である。しかし，療養者の自宅というプライバシーの高い空間で看護を提供するにあたっては，療養者のみならず，その家そのものの文化や価値観を含めて，家族の存在を意識し，本人と家族には対等な立場でかかわることが重要である。つまり，在宅療養者の生活を支えるうえでは，家族は重要な看護の対象であることを理解する必要がある。在宅看護においては，家族の3つの役割あるいは立場を認識して支援を提供する。

(1) 在宅療養支援における3つの家族の役割
①介護の担い手（ケア提供者）であること：いわゆる家族介護者としての役割である。介護保険制度やインフォーマルな社会資源が充実してき

ているが，家族の身体的・精神的な介護負担を軽減する支援は重要である。

②家族でしかできないことを担ってもらうこと（社会資源）：保健医療福祉の諸サービスの各関係職種がとって代われない家族の役割がある。たとえば，妻，夫，父親，母親，息子や娘としての役割などである。その役割を十分に発揮してもらう。

③ケアの受け手であること：家族の誰かが病気や障害で介護が必要になったとき，同居や別居にかかわらず，他の家族員は心身ともに何らかの影響を受ける。そのため，患者だけではなく家族にケアを提供することは，在宅療養生活の破たんの危機を回避することにつながる。また家族をケアすることによって，家族介護者が療養者に質の高い介護を提供することにもなる。療養者のみならず家族一人ひとり，および家族を一単位としてケアをする必要がある。家族には家族の人生があることを尊重し，家族の介護にしばられた人生を送ることのないように支援する必要がある。

2. 家族とは何か

　家族とは，社会生活を営むうえで，最小かつ基礎的な社会単位である。家族形態は年々，小規模化・多様化が進んでいるが，今もなお，他の集団が代替困難な特別な存在であると考える。

　では，家族とは何か。血のつながりだけをいうのか。血のつながりといっても，どこまでを家族とよぶかは人それぞれである。たとえ血のつながりがあっても，他人同様の関係にある家もある。また一つ屋根の下，あるいは同じ敷地内に住んでいる人たちが家族と言えるのか。物理的距離は近くとも，心理的には疎遠な関係である場合も少なくない。

　在宅看護を行ううえでは，療養者が家族と思う人が家族であると受け止める必要がある。たとえば，ペットを自分の娘や息子同様に，あるい

はそれ以上に大切に思っているのであれば，その人にとってはペットも家族の一員と言えるかもしれない。また，全く身よりがないという人もまれではない。身よりがあっても，療養者にとってのキーパーソンは誰なのかがわからない場合も少なくない。自分たちの固定観念にあてはめず，多様な家族形態を理解して対応する必要がある。

　また，医療技術の進歩から，医療的ケア児が増えている。この場合は，保護者である親が介護者であり，キーパーソンとなる。高齢者の場合はケアマネジャーが支援を行うが，小児の場合は，医療的ケア児等コーディネーターの養成が開始された（医療的ケア児等統合支援事業により 2019〈平成 31〉年から実施）。親は，自分の子どもの面倒は親がみるのが当たり前であると考え，外部支援を求めることに消極的な場合が少なくない。親の子育て方針を尊重し，親が子どもとともに成長できるように，かつ地域での生活が送れるように支援を提供する必要がある。

3．近年の家族状況の変化

　人口構造が少子超高齢社会へと変化していることから，家族構成にはさまざまな変化がある。

（1）世帯の小規模化

　2019（令和元）年国民生活基礎調査[1]によると，世帯構造別では，「三世代世帯」は 1989（平成元）年では 14.2％であったが，2019 年では 5.1％と 3 分の 1 に減少している。最も多いのは，「単独世帯」（全世帯の 28.8％），次いで「夫婦と未婚の子のみの世帯」（全世帯の 28.4％）であり，「夫婦のみの世帯」（全世帯の 24.4％）であった。また，平均世帯人員は，1989 年では 3.10 人であったが，2021 年では 2.37 人であり，世帯の小規模化が進んでいる（p.4 第 1 章図 1-2 を参照）。

（2）家族形態の変化による介護問題

　2019 年国民生活基礎調査[1]によると，65 歳以上の者のいる世帯は全世帯の 49.4％を占めている。それを世帯構造別にみると，最も多いのが「夫婦のみの世帯」（32.3％）で，次いで「単独世帯」（28.8％），「親と未婚の子のみの世帯」（20.0％）であった（**図 3-1**）[1]。また，高齢者世帯を世帯構造別にみると，「単独世帯」（49.5％），「夫婦のみの世帯」（46.6％）であった（**図 3-2**）[1]。

　このような家族形態の変化から家族介護力[注1]の低下が指摘される一

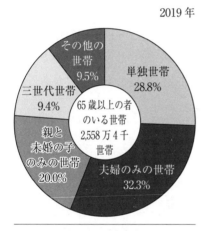

2019 年

図 3-1　65 歳以上の者のいる世帯の世帯構造
（厚生労働省：世帯数と世帯人員の状況．2019 年 国民生活基礎調査の概況，p.4，厚生労働省，2020 より作図）

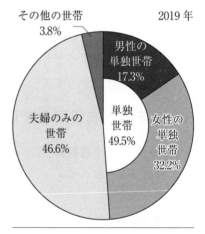

2019 年

図 3-2　高齢者世帯に限った世帯構造
（厚生労働省：世帯数と世帯人員の状況．2019 年 国民生活基礎調査の概況，p.5，厚生労働省，2020 より作図）

[注1]　「家族介護力」とは，家族が介護を必要とする家族員に対して，適切な介護を提供できる能力のことで，介護をする家族の人数や年齢，健康状態，経済状況，介護者と被介護者の関係性の良否による介護負担感などが影響する。

方で，要介護者の重度化，複雑化は進んでいる。大介護時代とも言われるように，さまざまな社会問題が発生している。

①老老介護：高齢者が高齢者を介護する状況である。高齢配偶者による介護や，100歳以上の親を70〜80歳代の息子や娘が介護する場合がある。また，その逆，高齢の親が高齢の子どもを介護する場合もある。

②認認介護：認知症の高齢者を認知症の高齢者が介護する状況である。

③独身介護：未婚や離婚した息子や娘が親の介護をする状況である。

④男性介護：夫や息子が主介護者となって介護をする状況である。これまで家事は妻や母親任せにしていた男性が介護を担うとなると，慣れない家事をも行わないとならない。そのため，女性が介護を担うよりもむずかしい状況があることが指摘されている。また，男性は感情を他者に吐露することや外部に支援を求めることに不慣れであるためストレスをためやすいうえに，地域とのつながりが薄い人も多く，男性介護者は孤立しやすいとも言われている。

⑤老障介護：重症心身障害児などの長期生存が可能となったことから，年老いた親が障害のある子どもを介護する状況をいう。親の介護力は低下するため，成長した子どもの介護はだんだん負担が重くなる。また親が先に亡くなった場合の介護に関する心配ごとを抱えている。8050（はちまるごうまる）問題とも呼ばれている。

⑥病病介護：がんや慢性疾患をわずらっている家族員同士が介護を受けたり介護をしたりする状況をいう。

⑦介護離職や介護転職：介護休暇などの制度はあるが，その活用を考えても，介護と仕事との両立が困難となり退職や転職につながることがある。退職により収入源が断たれたり，年をとってからの転職は慣れない業務内容や人間関係でストレスが生じたりする。収入源がなくなれば，生活そのものが成り立たなくなる。社会からも孤立してしまう。不況

の折，中年以降の人々の再就職はむずかしい状況がある。いくつかの企業が従業員に対して，仕事と介護を両立できる仕組みをつくっている事例が報告されている。

⑧**介護離婚**：一人っ子，あるいはきょうだいが少ないと，自分の老親の面倒をみるだけでも大変な状況となる。それに加え，配偶者の老親の面倒までみる場合はかなりの重荷となり，こういった介護問題を理由に離婚をするケースがある。

⑨**ヤングケアラー問題**：家族の誰かにケアを要する人がいる場合に，18歳未満の子ども（ヤングケアラー）が大人が担うようなケア責任を引き受け，介護や家事，家族の世話，感情面のサポートなどを行っている状況を指す。おもに，障害や病気のある親や高齢の祖父母，きょうだいのケアを担っている。

⑩**ダブルケア**：同時期に介護と育児の両方に直面するという「ダブルケア」の問題が生じている。育児と介護，介護と孫支援など，少子・超高齢化におけるケアの複合・多重化の問題をいう。背景としては女性の社会進出などによる晩婚化と，それによる出産年齢の高齢化などがあげられる。

⑪**虐待，介護殺人，心中**：介護負担が重くなれば，虐待が誘発されやすくなる。虐待は，身体的虐待や心理的虐待，経済的虐待，ネグレクト（介護放棄・療育放棄）などがあり，多くの場合はこれらが複合している。また，療養者の殺害や介護者と療養者の心中などの事件も起こりうる。家族イコール介護者として全責任を負わせるのではなく，家族が家族本来の役割遂行や自身の人生を送れるような支援が求められる。

　高齢者虐待は，介護者が息子，夫の順に多く，また家族の介護力の小さい家で虐待が起こりやすいことが明らかになっている[2]。虐待は早期発見することが重要であり，その状況から対応を考え，虐待がある，あるいは疑われる場合には，地域包括支援センターに連絡し，早期対応を図る。

4. 家族アセスメント

　経験豊富な訪問看護師は，玄関からその家のなかに足を踏み入れたと
たんに，その家の家族関係がうまくいっているかいないかがわかるとも
いう。家族内のことはプライバシーが高い情報であるため，相手が自然
と話してくれる雰囲気や信頼関係をつくることが重要である。

　家族のアセスメント項目としては，

　①家族構造面（家族構成，家族員の健康状態・職業，経済状況など）

　②家族機能面（家族の関係性や役割，価値観，意思決定能力など）

　③家族の発達課題

　④家族の適応・対処能力（セルフケア力，介護力，対処意欲など）

があげられる。

5. 家族へのかかわり・支援

（1）療養者と家族に対して公平な立場でかかわること

　在宅看護では，療養者へのケアばかりではなく，家族も含めてケアを
提供し，公平な立場でかかわることが重要である。療養者に肩入れをし
すぎると，訪問看護師は療養者の味方という状態になり，療養者と家族
の関係を悪化させてしまう危険性がある。また，療養者に言語障害があ
る場合は，家族とコミュニケーションをとるほうがたやすいため，訪問
看護師が家族側の意見を一方的に聞きがちになり，家族寄りの立場での
支援者となってしまう。療養者と家族との良好な関係性を維持するため
にも，中立な立場でかかわることが重要である。そのためには療養者と
家族の両方の話を同時に，あるいは別々に聞くなどの臨機応変な対応を
行う必要がある。

（2）療養者と家族間の代弁者となる

　家族であっても，なかなか素直に腹を割って本音を言うことはむずかしい。心では感謝していても，面と向かって感謝の言葉一つも言えない療養者もいる。療養者の思いを家族に伝えたり，家族の思いを療養者に伝えるなど，時として訪問看護師が代弁者の役割や仲介役を担い，家族関係が良好に保てるようにする役割も重要である。

（3）家族とのコミュニケーション

　訪問時に家族が同席している場合は，家族のアセスメントを行う。具体的には，疲労感はないかなど家族の観察や家族の話を傾聴する。最近は家族行動の個人化が顕著であり，家族が外出していて療養者が日中独居となっているなど，訪問時に家族とは行き会えない場合が少なくない。できるだけ家族とは連絡帳やメールなどのいろいろな手段を用いて連絡を密にし，日頃から良好なコミュニケーションがとれる関係づくりを心がけることが重要である。

（4）家庭内の価値観や文化を尊重する

　在宅看護は，病院とは主客転倒であり，支援者が療養者の家を訪ねる客側となる。在宅療養をする生活の場は，非常に個別性が高い。そのため，その家のやり方や，しきたり，考え方，暮らし方に合わせた看護を行う必要がある。ティッシュペーパーを使うにしても，1枚とるのか2枚とるのか，その家のやり方がある。水道の使い方，せっけんの使い方，タオルやかけものなど，日常生活のいろいろな部分に，その家の長年の習慣がある。訪問看護は1週間に数回の限られた時間ではあるが長期療養を支援する立場であるため，本人や家族のやり方を尊重し，それに合わせることが，その家族に受け入れてもらうための大切な一歩とな

る。他人のプライバシー空間に入って看護をするということを忘れては
ならない。

（5）社会資源導入時における家族へのかかわり

　家族や療養者本人からサービス利用の申し出がある場合は別である
が，家族の介護負担の軽減を目的として，支援者側から新たなサービス
導入や回数増加の変更などを家族に提案する場合は，慎重に行う必要が
ある。一生懸命に介護を行っている家族介護者は，自分の介護が至らな
いせいでそのような提案がされると思いこんで傷つく場合もあり，その
結果，介護意欲を減退させてしまうこともありうる。

（6）家族介護者へのケア方法に関する指導

　訪問看護をはじめ，さまざまなケア提供者は，限られた訪問時間で支
援を提供する。それ以外は，家族介護者が療養者の世話をしているとい
うことになる。家族は長年にわたる介護生活のなかで，自分がやりやす
い方法を編み出し，療養者の介護に日々あたっている。医療従事者から
みればもっとやりやすい方法があっても，また多少，誤っているやり方
であっても，問題がなければ家族が行っている方法を尊重すべきであ
る。長年にわたる方法を急に変えるよう求めることは，家族介護者に
とっては大きなストレスとなる。もしも，やり方の変更を求める場合に
は，指導するという姿勢ではなく提案や紹介といった介入にする。

（7）がんばらない介護

　介護は長期戦である。献身的で，かつ責任感を強くもっている家族に
は，「がんばらない介護」，つまり全力投球で介護をしない，あるいは適
当に手抜きをしながらの介護が実践できるよう指導する必要がある。ま

た，終末期にあるがん療養者の場合は，短期決戦となる場合がある。療養者をいつも側で見ている家族にとっては，急速に悪化する療養者の姿を見ることは大きな苦しみであるとともに，増える介護負担に耐えられない可能性もある。療養者と家族の希望する看取り場所が在宅であるならば，在宅死がかなうよう，家族へのケアと指導を強化し，療養支援体制を迅速に整備する。

（8）介護負担を軽減するための介護保険サービスの利用

　家族介護者が気分転換や休養をとるために，レスパイトケアを提供する。疲れすぎたときではなく，そうなる前に，「定期的」にレスパイトケアサービスを利用することが望ましい。レスパイトケアサービスにはさまざまな形態がある。通所系として，デイサービス（通所介護），デイケア（通所リハビリテーション），入所型として，ショートステイ（短期入所生活介護，短期入所療養介護），訪問型として，長時間滞在型訪問看護などがあげられる。また，看護小規模多機能型居宅介護サービスでは，必要に合わせて宿泊をしたり，デイサービスや訪問看護を組み合わせることができるが，全国的に設置数はまだ少ない。

　しかし，介護者の介護負担を軽減するために，サービスを単に導入すればよいということではない。支援者は，介護者の介護負担などの思いの傾聴に努め，大変さを理解し共感を示すことにより，介護負担感が軽減され，介護意欲が高まる場合が往々にしてある。また，通所系や入所型サービスの場合には，移動に伴う療養者および介護者の負担が伴ったり，療養者の生活が一時的に日常から分断されることによって，療養者の体調不良や睡眠障害などの弊害が起こり，帰宅後はかえって負担が増すことになる可能性もある。レスパイトサービスを利用したあとは，きめ細かいケアが必要となる。

　また，過剰な介護保険サービスの導入は，療養者の自立を阻害する。一方で，介護保険サービスの不足は，介護者の負担が増強する。介護保険サービスを利用する際の種類，利用回数などは，常に療養者および介護者の双方を考えながら，導入を検討する必要がある。長期療養の場合は，療養者の身体機能が低下し，介護者は加齢に伴う介護力低下がある。時間的経過をみながら，適切なサービスの種類と量を意識しながら，ケアにあたることが重要である（**図 3-3**）。

　前述のとおり，長期療養過程では介護力はますます低下するが，療養者の要介護度は増す。長期療養の家庭では家族介護力は低下している状況が多いため，主介護者に何かあったときに副介護者が確保されない場合は，容易に在宅療養生活は破たんする。そのような事態を防ぐためにも，長期療養生活を視野に入れながら，療養者と介護者の両方を見つつ，本人・家族・多職種と連携して，タイムリーな支援を検討する（**図 3-4**）。

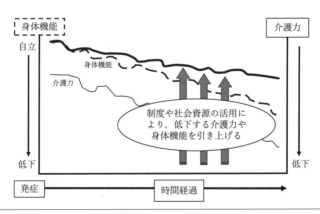

図 3-3　**長期在宅療養生活における療養者の身体機能と家族介護力の低下**

44

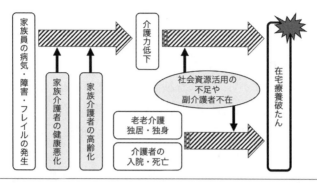

図3-4　長期在宅療養生活において家族介護力低下がもたらす在宅療養破たんの構造

6．家族理解と支援に関する理論

　介護は，身体的負担や精神的負担，経済面の問題などがあることから，介護によってもたらされるプラスの影響を増やせるようなかかわりを意識することが重要である。そのためのかかわりとして，以下の理論の活用があげられる[3]。

（1）家族システム理論

　家族成員一人ひとりだけでなく，家族を一単位としてとらえ，家族の関係性にも目を向ける必要がある。家族システム理論は，以下の5つの下位概念で構成されている。

①家族は地域社会システムの一部であると同時に下位システム（「夫婦」や「きょうだい」といった部分）を内包する

②家族成員は，互いに循環的・円環的に影響しあう

　ある家族成員に問題が起こったとする。そのことは，単にその家族成

員の問題にとどまらず，他の家族成員に影響を及ぼし，最終的には家族全体の問題となる。

③家族は総和以上の存在である

　家族成員間に，互いの力を引き出しあうよい相互作用があれば，相乗効果が生まれ，その家族は，家族成員の数以上の力を発揮できる。

④家族は全体としての構造と機能をもち，内部には階層性と役割期待がある

　個人個人の生体システムに構造（解剖）と機能（生理）があるように，家族というシステムにも，家族構成や経済状況，居住環境といった目に見える構造と，子どもの養育や扶養など社会的に担う役割機能がある。

　また，祖父母，親と子，きょうだいなど，家族には階層性や，それぞれの役割期待がある。家族に変化が起こった場合には，こういった役割期待に柔軟に対応できないと家族は機能不全に陥りやすい。

⑤家族は変化に対応しつつ安定状態を取り戻そうとする

　生体が恒常性を維持するように，家族もさまざまな変化に対応し，安定状態を取り戻そうとする性質がある。その家族がもつ適応力を信じ，よりよく発揮できるように援助する。

（2）家族発達理論

　人間が生まれてから死ぬまでには発達段階があり，その各段階には固有の発達課題があるが，家族も同様に発達課題をもつとする理論が家族発達理論である。家族発達理論では，発達段階は以下の7つに分類されており，それぞれの発達課題を提示している。

　Ⅰ．新婚期（結婚から第1子誕生まで）

　Ⅱ．養育期（乳幼児をもつ家族）

Ⅲ. 教育期前期（学童期の子どもがいる家族）

Ⅳ. 教育期後期（10代の子どもをもつ家族）

Ⅴ. 分離期（子どもを巣立たせる時期）

Ⅵ. 充実期（夫婦二人暮らしの時期）

Ⅶ. 完結期（配偶者を失ったあとの時期）

　家族内に病人が発生し，家族員の誰かが介護役割を担い，それが過重状態となると，家族発達課題を達成できず，家族は病的状態に陥ってしまう。在宅看護においては，家族が正常な発達課題を達成できるよう，家族発達理論に基づいて支援を提供することが不可欠である。

　また，逆に家族発達課題を達成することに問題を抱えていることから，十分な介護役割をとれない場合もある。訪問看護は，一部のがん末期などを除き，長期的なかかわりとなるため，その都度，家族発達課題を念頭に置いて支援に携わることが重要である。

　しかし，実際には，子をもたない共働き夫婦〔ディンクス（DINKS：double income no kids）〕，パラサイト・シングル（学卒後も親と同居し，親に依存した生活を送る未婚者），既成事実婚（いわゆるできちゃった婚），同性愛婚，子連れ再婚，熟年離婚・結婚，生涯未婚，母子・父子家庭など，家族形態が多様である。家族発達理論を参考にしながら，かつそれにとらわれず，家族の課題を幅広くとらえて支援にあたることが重要である。

（3）家族ストレス対処理論

　家族ストレス対処理論には複数あるが，ここではABCXモデルについて説明する（**図3-5**）。家族成員の誰かが，病気になったとする。それは家族にとってストレッサーとなる（A要因）。しかし，そのことが家族に危機状況（X）をもたらすか，もたらさないのかは，B要因とC

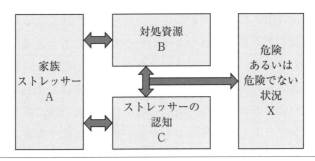

図 3-5　家族ストレス対処理論・ABCX モデル

要因の相互作用による。B要因は対処資源である。たとえば，介護者の時間的余裕や病状や介護に関する理解，家族内サポート体制，親族や友人からのサポートなどである。特に，側にいてくれる存在，話を聴いてくれ，つらさをわかってくれる存在は重要である。支援者は，傾聴やねぎらいを努めて行うことが求められる。C要因はストレッサー（A要因）に対する認知，あるいは受け止めである。家族が危機状態に陥らないよう，家族の対処資源を増やすとともに，家族成員のストレッサーに対する認識や受け止めにはたらきかける支援が求められる。

7. 家族を支えるための地域資源

　介護者をサポートする家族会には，市区町村や社会福祉協議会などが運営主体となっているものがある。認知症家族の会，精神障害者家族会，がん患者家族の会，遺族会などである。また，介護を経験し看取りまでを経験した遺族が，緩和ケアサロンを立ち上げたり参加したり，ボランティアを行うなど，在宅介護の貴重な経験を他の介護者へのケアに活かす活動などもある。家族支援のために，利用可能な家族会などを紹介する，あるいは，設置することなども必要である。

48

療養者が住み慣れた場所で最期まで自分らしい生活を送るための重要な鍵は，家族をどう支援できるかにかかっているとも言えよう。介護が伴う生活であっても，悲惨な状態ではなく，家族の絆がより強まるように，家族介護者が自信と満足や達成感がもてるように，そして，家はいつまでも，やすらぎの場，落ち着ける場，だんらんの場であり続けるよう，療養者ケアとともに家族ケアの充実が必要不可欠である。

引用文献

1) 厚生労働省：2019 年 国民生活基礎調査の概況，厚生労働省，2020.
https: //www. mhlw. go. jp/toukei/saikin/hw/k-tyosa/k-tyosa19/index. html（2022 年 1 月アクセス）
2) 厚生労働省老健局高齢者支援課：令和元年度「高齢者虐待の防止，高齢者の養護者に対する支援等に関する法律」に基づく対応状況等に関する調査結果. 厚生労働省，2019.
https://www.mhlw.go.jp/stf/houdou/0000196989_00003.html（2022 年 1 月アクセス）
3) 河原加代子：在宅看護の対象者. 河原加代子編著，系統看護学講座 統合分野 在宅看護論，第 5 版，pp.39-50, 医学書院，2017.

参考文献

・内閣府：平成 20 年版国民生活白書「つながりが築く豊かな国民生活」. 時事画報社，2008.
・山田雅子：地域にくらす家族を対象とした看護を学ぶ. 渡辺裕子監，家族看護を基盤とした在宅看護論，第 5 版，pp.42-159, 日本看護協会出版会，2021.
・鈴木和子ほか編，家族看護学—理論と実践，第 4 版，pp.28-59, 日本看護協会出版会，2012.
・日本看護協会ほか編：訪問看護アクションプラン2025. 全国訪問看護事業協会，2013.

・石原邦雄：家族のストレスとサポート．改訂版，放送大学教育振興会，2008．
・法橋尚宏編著：家族理論のための諸理論．新しい家族看護学―理論・実践・研究，pp.61-79，メヂカルフレンド社，2010．
・堀越栄子：日本における介護者（ケアラー）支援の必要性・課題・展望．保健福祉広報協会編，高齢者の家族介護の現状とその支援について―ヤングケアラーやダブルケアなどの課題を考える，p.61，一般財団法人　保健福祉広報協会，2018．
・樋口恵子：大介護時代を生きる．中央法規，2012．

4 | 在宅ケアの社会資源と ケアマネジメント

小野若菜子

《目標＆ポイント》
(1) 介護保険制度，医療保険制度，障害者総合支援法など在宅ケアに関係する法制度の概要を理解する。
(2) 地域包括ケアシステムをふまえて，在宅ケアにおける社会資源の概要を理解する。
(3) ケアマネジメントの概念，特に介護保険におけるケアマネジメントの概要を理解する。

《キーワード》 介護保険制度，医療保険制度，障害者総合支援法，在宅ケアの社会資源，ケアマネジメント

1. 在宅ケアをめぐる法制度

　私たちの生活は，日本国憲法第二十五条「すべて国民は，健康で文化的な最低限度の生活を営む権利を有する」「国は，すべての生活部面について，社会福祉，社会保障及び公衆衛生の向上及び増進に努めなければならない」という基本的生存権により保障されている。この条文に基づき，在宅ケアは，基本的生存権や人々の尊厳を守るという観点を基本に据えて展開されている。

(1) 医療保険制度
　わが国においては，国民皆保険制度により，世界のなかでも高いレベルの保健医療が提供され，国民の安全・安心な暮らしを支えている。こ

れにより，医療機関を自由に選ぶことができ，保険診療で高度な医療を
受けることができる。国の医療保険に加入している人は，医療費の 1〜
3 割の自己負担により，入院や外来で診療を受けることができる。ま
た，医療費の自己負担が過重にならないよう高額療養費制度がある。そ
の他，出産育児一時金，埋葬料などの現金給付もある。

　訪問看護サービスは，病院・診療所や訪問看護ステーションから医療
保険でも提供することができる（**図 4-1**)[1]。

　医療保険で提供する訪問看護には条件が定められ，40 歳未満の傷病
者や精神科訪問看護の対象者，および，介護保険の要介護・要支援の非

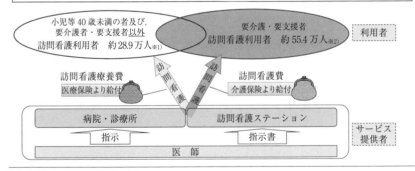

図 4-1　訪問看護の概要
出典：※ 1) 訪問看護療養費実態調査をもとに保険局医療課にて作成（令和元年 6 月審査
　　　　分より推計，暫定値）
　　　※ 2) 介護給付費実態統計（令和元年 6 月審査分）
（厚生労働省：訪問看護．社会保障審議会介護給付費分科会　第 182 回　資料 3（令和 2 年 8
月 19 日付）．p.1，厚生労働省，2020．https://www.mhlw.go.jp/content/12300000/00066
1085.pdf より転載）

認定の患者などであり，訪問回数は週3回までとなる。また，厚生労働大臣が定める疾病などの患者，特別訪問看護指示期間にある患者（疾病の急性増悪，終末期，退院直後など）は，週4回以上の訪問も可能である。

　これらの仕組みにより，訪問看護サービスは，子どもや20~30歳代の人にも提供することができる。また，急性増悪や終末期には，医師による特別訪問看護指示書により，訪問頻度を上げることができる。

（2）介護保険制度

　高齢者の介護を社会全体で支え合う仕組みの創設に向けて，2000（平成12）年に介護保険法が施行された。介護，機能訓練並びに看護，医療を要する人々が，尊厳を保持し，その有する能力に応じ自立した日常生活を営むことができるよう，国民の保健医療の向上および福祉の増進を図ることを目的としている。

　介護保険法は3年ごとに制度の見直しが行われており，介護保険システムの方向性が提示さている。2005（平成17）年の改正では，予防重視型システムへの転換，地域密着型サービスと地域包括支援センターの創設が行われた。2011（平成23）年の改正では，要介護状態になっても住み慣れた地域で自分らしい暮らしを人生の最後まで続けることができるよう，住まい・医療・介護・予防・生活支援が一体的に提供される地域包括ケアシステムの推進に向けた対策が打ち出された。

　保険者は市町村であり，被保険者は，第1号被保険者（65歳以上の者），第2号被保険者（40歳以上65歳未満の医療保険加入者）に区分されている。被保険者が市町村の窓口に介護認定の申請を行うと要介護認定が行われ，要支援者には予防給付が，要介護者には介護給付が行われる（**図4-2**[2]，**図4-3**[3]）。介護保険のサービスには，居宅で提供され

るもの，施設などへの通所や入所で提供されるものなどがある（**表4-1**³⁾，**表4-2**³⁾）。サービスを利用するためには，利用者や家族の希望を尊重し，アセスメントに基づき，ケアマネジャーがケアプラン（介護サービス計画書）を作成し，その計画をもとにサービスが提供される。

　そのほか，市町村が実施する事業としては，介護予防・日常生活支援総合事業があり，高齢者の社会参加の推進，地域サロンの開催，見守り・安否確認といった生活のニーズを支えるネットワークの形成，地域づくりを目的として取り組まれている。

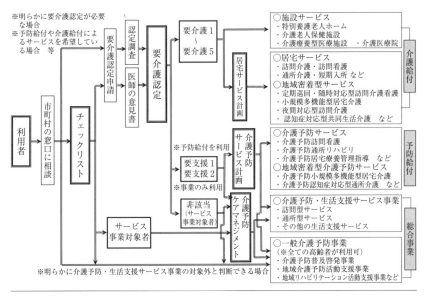

図4-2　介護サービス利用の手続き

（厚生労働省：公的介護保険制度の現状と今後の役割．p.17，厚生労働省老健局総務課，2018．https://www.mhlw.go.jp/file/06-Seisakujouhou-12300000-Roukenkyoku/0000213177.pdf より一部改変，転載）

令和3（'21）年4月

予防給付におけるサービス	介護給付におけるサービス

都道府県が指定・監督を行うサービス

◎介護予防サービス

【訪問サービス】
○介護予防訪問入浴介護
○介護予防訪問看護
○介護予防訪問リハビリテーション
○介護予防居宅療養管理指導

【通所サービス】
○介護予防通所リハビリテーション

【短期入所サービス】
○介護予防短期入所生活介護
○介護予防短期入所療養介護

○介護予防特定施設入居者生活介護
○介護予防福祉用具貸与
○特定介護予防福祉用具販売

◎居宅サービス

【訪問サービス】
○訪問介護
○訪問入浴介護
○訪問看護
○訪問リハビリテーション
○居宅療養管理指導

【通所サービス】
○通所介護
○通所リハビリテーション

【短期入所サービス】
○短期入所生活介護
○短期入所療養介護

○特定施設入居者生活介護
○福祉用具貸与
○特定福祉用具販売

◎施設サービス
○介護老人福祉施設　○介護療養型医療施設
○介護老人保健施設　○介護医療院

市町村が指定・監督を行うサービス

◎介護予防支援

◎地域密着型介護予防サービス
○介護予防小規模多機能型居宅介護
○介護予防認知症対応型通所介護
○介護予防認知症対応型共同生活介護
　（グループホーム）

◎地域密着型サービス
○定期巡回・随時対応型訪問介護看護
○小規模多機能型居宅介護
○夜間対応型訪問介護
○認知症対応型通所介護
○認知症対応型共同生活介護（グループホーム）

○地域密着型特定施設入居者生活介護
○地域密着型介護老人福祉施設入所者生活介護
○看護小規模多機能型居宅介護
○地域密着型通所介護

◎居宅介護支援

その他

○住宅改修

○住宅改修

市町村が実施する事業

◎地域支援事業

○介護予防・日常生活支援総合事業
(1) 介護予防・生活支援サービス事業
・訪問型サービス
・通所型サービス
・その他生活支援サービス
・介護予防ケアマネジメント

(2) 一般介護予防事業
・介護予防把握事業
・介護予防普及啓発事業
・地域介護予防活動支援事業
・一般介護予防事業評価事業
・地域リハビリテーション活動支援事業

○包括的支援事業（地域包括支援センターの運営）
・総合相談支援業務
・権利擁護業務
・包括的・継続的ケアマネジメント支援業務

○包括的支援事業（社会保障充実分）
・在宅医療・介護連携推進事業
・生活支援体制整備事業
・認知症総合支援事業
・地域ケア会議推進事業

○任意事業

図4-3　サービスなどの種類

（厚生労働統計協会：国民衛生の動向 2021/2022. 第68巻第9号，p.247，厚生労働統計協会，2021より一部改変，転載）

表 4-1　介護保険制度における居宅サービス

1）訪問介護	居宅で介護福祉士等から受ける入浴，排せつ，食事などの介護その他の日常生活上の世話をいう。
2）訪問入浴介護	居宅を訪問し，浴槽を提供されて受ける入浴の介護をいう。
3）訪問看護	訪問看護ステーションや病院・診療所の看護師などから受ける居宅での療養上の世話または必要な診療の補助をいう。
4）訪問リハビリテーション	居宅で心身の機能の維持回復を図り，日常生活の自立を助けるために行われる理学療法，作業療法などのリハビリテーションをいう。
5）居宅療養管理指導	病院・診療所などの医師・歯科医師，薬剤師などにより行われる療養上の管理および指導をいう。
6）通所介護	老人デイサービスセンターなどの施設に通って受ける入浴，排せつ，食事などの介護その他の日常生活上の世話および機能訓練をいう。
7）通所リハビリテーション	介護老人保健施設，介護医療院，病院・診療所などに通って受ける，心身の機能の維持回復を図り，日常生活の自立を助けるための理学療法，作業療法などのリハビリテーションをいう。
8）短期入所生活介護	特別養護老人ホームなどの施設や老人短期入所施設への短期入所で受ける入浴，排せつ，食事などの介護その他の日常生活上の世話および機能訓練をいう。
9）短期入所療養介護	介護老人保健施設，介護医療院などへの短期入所で受ける看護，医学的管理下の介護と機能訓練などの必要な医療ならびに日常生活上の世話をいう。
10）特定施設入居者生活介護	有料老人ホームなどに入所している要介護者などが，特定施設サービス計画に基づいて受ける入浴，排せつ，食事などの介護その他の日常生活上の世話，機能訓練および療養上の世話をいう。
11）福祉用具貸与	福祉用具の貸与を行う。
12）特定福祉用具販売	福祉用具のうち入浴または排せつの用に供するものなどの販売を行う。

（厚生労働統計協会：国民衛生の動向 2021/2022．第 68 巻第 9 号，pp.244-245，厚生労働統計協会，2021 より作表）

表 4-2 介護保険制度における地域密着型サービス

1) 定期巡回・随時対応型訪問介護看護	日中・夜間を通じて 24 時間，定期的な巡回訪問または通報を受け，居宅で介護福祉士などから受ける入浴，排せつ，食事などの介護その他の日常生活上の世話，看護師などから受ける療養上の世話または必要な診療の補助をいう。
2) 夜間対応型訪問介護	夜間において，定期的な巡回訪問または通報を受け，居宅で介護福祉士などから受ける入浴，排せつ，食事などの介護その他の日常生活上の世話をいう。
3) 地域密着型通所介護	小規模の老人デイサービスセンターなどの施設に通って受ける入浴，排せつ，食事などの介護その他の日常生活上の世話および機能訓練をいう。
4) 認知症対応型通所介護	認知症の要介護者（要支援者）が，デイサービスを行う施設などに通って受ける入浴，排せつ，食事などの介護その他の日常生活上の世話および機能訓練をいう。
5) 小規模多機能型居宅介護	居宅または厚生労働省令で定めるサービスの拠点に通わせ，または短期間宿泊させ，当該拠点において受ける入浴，排せつ，食事などの介護その他の日常生活上の世話および機能訓練をいう。
6) 認知症対応型共同生活介護（グループホーム）	比較的安定した状態にある認知症の要介護者（要支援者）が，共同生活を営む住居（ユニット）で受ける入浴，排せつ，食事などの介護その他の日常生活上の世話および機能訓練をいう。
7) 地域密着型特定施設入居者生活介護	有料老人ホームなど（定員 30 人未満）に入居する要介護者などが，地域密着型サービス計画に基づいて施設で受ける入浴，排せつ，食事などの介護その他の日常生活上の世話，機能訓練および療養上の世話をいう。
8) 地域密着型介護老人福祉施設入所者生活介護	地域密着型介護老人福祉施設（定員 30 人未満）に入所する要介護者が，地域密着型サービス計画に基づいて受ける入浴，排せつ，食事などの介護その他の日常生活上の世話，機能訓練，健康管理および療養上の世話をいう。
9) 看護小規模多機能型居宅介護（複合型サービス）	訪問看護と小規模多機能型居宅介護の組合せにより提供されるサービスをいう。

（厚生労働統計協会：国民衛生の動向 2021/2022. 第 68 巻第 9 号，pp.245-246, 厚生労働統計協会，2021 より作表）

（3）障害者総合支援法

　障害者自立支援法にかわり，2013（平成 25）年に障害者の日常生活及び社会生活を総合的に支援するための法律（障害者総合支援法）が施行され，障害者の定義に難病などが追加された。基本理念は，「法に基づく日常生活・社会生活の支援が，共生社会を実現するため，社会参加の機会の確保及び地域社会における共生，社会的障壁の除去に資するよう，総合的かつ計画的に行われることを法律の基本理念として新たに掲げる」と示されている[4]。

　具体的には，重度訪問介護の対象拡大，共同生活援助（グループホーム），地域移行支援，地域生活支援，また，サービス基盤の計画的整備が定められた。地域生活支援事業においては，常時介護を要する障害者に対する支援，移動の支援，就労の支援，言語機能，音声機能など，意思疎通を図ることに支障がある障害者に対する支援の在り方について検討が進められている。

2．地域包括ケアシステム，在宅ケアにおける社会資源

　私たちは，経済面，人的なサポート，住居や情報，地域文化や環境など，さまざまな影響を受けながら暮らしを営んでいる。在宅ケアは，地域で人々が健康を維持し，病気になったときにも，できる限り人々が望む暮らしを継続できるよう支援することを目的とする。ここでは，そのために必要な社会資源について，概要を説明する。

（1）社会資源とは

　社会資源とは，利用者がニーズを充足し，問題を解決するために活用される法律・制度，施設・設備，物質，資金，情報，集団・個人の知識や技術などを総称したものである。在宅療養を送る人々にとっては，個

人の知識・技術や資金をはじめ，介護保険法や介護サービス，病院，家族や近隣・地域の人々も重要な社会資源となる。

　社会資源は，フォーマル／インフォーマルな社会資源に分けて考えることができる。フォーマルな社会資源は，公的なサービスなどであり，インフォーマルな社会資源は，家族や友人などによるサポート，家族会，ボランティア，自治会などがある。

（2）地域包括ケアシステム，在宅ケアにおける社会資源

　地域包括ケアシステムとは，医療，看護，介護・リハビリテーション，保健・福祉などのサービスを，日常生活の場（日常生活圏域）で提供できるような地域の体制である。地域包括ケアシステムは，保険者である市町村や都道府県が，地域の自主性や主体性に基づき，地域特性に応じて作り上げることとされている。

　地域包括ケアシステムに向けた地域づくりにおいては，健康の維持・増進，病気の予防から，療養生活支援，看取り，大切な人と死別した遺族の健康を視野に入れて，フォーマルな支援に加え，住民の自助への支援，互助といったインフォーマルな支援が重要になる。たとえば，病気をもつ高齢者においては，医療や介護の専門職の支援に加え，家族の介護，近隣・地域の見守りや交流，通いの場，食材の配達の存在などによって，療養生活が継続されている。

　まずは，住民自身が自らの健康を守る知識や意識，必要時に SOS を出す力を得て，必要な社会資源を活用することが第一である。また，地域の健康に関する住民リーダーが存在し，地域の健康増進に貢献している場合もある。こうした地域の社会資源のなかで，足りない社会資源を創出することも求められ，それが地域の活性化や住みやすさにもつながる。これらの社会資源を必要なときに活用できるよう，地域のネット

ワークとして可視化することも重要になる。

3. ケアマネジメントの概念

（1）ケアマネジメントとは

　ケアマネジメントとは「利用者の社会生活上のニーズを充足させるた
め，適切な社会資源と結び付ける手続きの総体」と定義づけられる[5]。
このことから，広義には介護保険のケアマネジメントだけではなく，高
齢者，疾病や障害をもった人やその家族の生活課題やニーズに応じて，
さまざまな場，さまざまな専門職によって，ケアマネジメントが提供さ
れると理解できる。ケアマネジメントは，対象者の自立と生活の質
（quality of life：QOL）の向上を目標に，疾病や障害があっても，さま
ざまな社会資源を活用しながら暮らせる地域づくりを目指す。

　介護保険制度を利用している利用者・家族については，介護支援専門
員（ケアマネジャー）がケアマネジメントの役割を担う。その際，看護職
もケアマネジメントが効果的に行えているかという視点をもってかかわ
る。また，在宅療養だけでなく，病院や施設の場においても，看護職は
ケアマネジメントの視点をもってかかわることが重要である。

（2）社会資源の活用，ケアマネジメントにおける看護職の役割

　社会資源の活用において，看護職は利用者や家族に対して，①生活課
題や介護のニーズを明確にする，②相談を受け情報を提供する，③意思
決定を支える役割を担う。社会資源の導入後は，④利用者の望む暮らし
に役立っているか，療養や介護の負担が増大していないかなど，モニタ
リングをし，必要に応じて調整を行う。

　たとえば，薬を飲んでいない利用者に対して，飲みにくいのか，忘れ
てしまうのか，その理由を確認し，どのようにしたら内服ができるのか

を検討して，内服を手助けする人や配薬カレンダー（モノ）の活用を結び付けることもケアマネジメントと言える。

　こうしたケアマネジメントの際，看護職は，自分の価値観や社会資源の活用を無理に押し付けないよう，利用者や家族の事情をよく聞きながら支援することが大切である。よりよいケアマネジメントを提供するために，看護職は地域のフォーマル／インフォーマルな社会資源を把握し理解しておくこと，日頃から地域関係機関との連携をとっておくことが大切になる。

4．介護保険におけるケアマネジメントと多職種連携

（1）介護支援専門員の業務

　介護支援専門員（ケアマネジャー）は，居宅介護支援事業所，介護予防支援事業所（地域包括支援センター），施設などに配置されており，大きく，居宅におけるケアマネジャーと施設などにおけるケアマネジャーに区分される。

　ケアマネジャーは，要介護者・要支援者の生活や介護，医療の状況のアセスメントをし，生活課題（ニーズ）を把握し，目標達成のために必要なサービスの種別，回数などが記載されたケアプランの原案を作成する（**図 4-4**）[6]。ケアプラン原案について，サービス担当者会議など，各サービス提供事業者との連絡・調整を行い，利用者への説明，同意を得てプランを確定する。このケアプランによって，サービスが提供され，介護報酬の給付管理が行われる。また，定期的にケアプランの見直しを行い，モニタリング評価を行う。

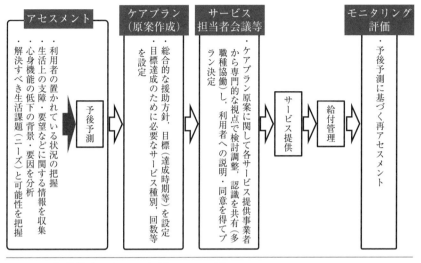

図 4-4　介護保険：ケアマネジメントの流れ
（厚生労働省：ケアマネジメントのあり方〈参考資料〉. 社会保障審議会介護保険部会　第
57 回　参考資料 3〈平成 28 年 4 月 22 日付〉. p.3, 厚生労働省, 2016 より一部改変, 転載）

（2）対象者へのケアマネジメント

a）要介護者

　在宅においては，要介護者が居宅サービスや地域密着型サービスを利用できるよう，ケアマネジャーは利用者・家族，サービス提供者と目標や計画について話し合い，居宅介護サービス計画（ケアプラン）を作成する。

b）要支援者

　原則として，地域包括支援センターが中心となり，要支援者に合った介護予防サービス，地域密着型介護予防サービス，市町村の独自施策などを活用し，介護予防サービス計画（介護予防ケアプラン）を作成する。

c）自立（非該当）とされる者

　要介護認定で自立（非該当）とされる者は，地域支援事業を活用することができ，介護予防事業や情報提供などを受ける。

（3）ケアマネジメントに大切な視点

　第一に，利用者の全体像を把握し，利用者のニーズについて明確にする。そのためには，利用者や家族の要望を聞き，目の前で困っていること，今後の希望などに耳を傾ける。その際，今の生活状況，自分自身でできること（セルフケア），家族の介護の状況もふまえて，利用者・家族と相談しながら，サービスの導入の検討を始める。

　『「適切なケアマネジメント手法」の手引き』によると，ケアマネジメントにおいて，生活の基盤を整えるための「基本ケア」と，脳血管疾患，心疾患，認知症などの「疾患別ケア」を検討する視点が示されている[7]。ケアマネジメントの手法「基本ケア」においては，①尊厳を重視した意思決定の支援，②これまでの生活の尊重と継続の支援，③家族などへの支援の3つの基本方針があげられている[7]（**表 4-3**）[8]。

　利用者が自分の生活や過ごし方を選ぶ権利をもち，意思決定することは，人としての尊厳を守ることでもある。こうした視点から，ケアマネジャーやサービス提供者は，情報収集，アセスメントを通して，具体的なケアプランを立て運用していくことになる。目の前に生じている生活課題だけでなく，残存機能を維持し，潜在的な問題やリスクを予測し，心の健康の維持やリハビリテーションの支援，フレイルや重度化の予防の支援も重要になる。また，家族の負担が増大すると在宅生活の継続が困難になるため，家族の健康も考えたレスパイトケア，終末期には，家族が悔いを残さないよう，家族の悲嘆にも目を向けたグリーフケアの視点も重要になる。

表 4-3　適切なケアマネジメント手法：基本ケア

基本方針	大項目	中項目
尊厳を重視した意思決定の支援	現在の全体像の把握と生活上の将来予測，備え	疾病や心身状態の理解
		現在の生活の全体像の把握
		目指す生活を踏まえたリスクの予測
		緊急時の対応のための備え
	意思決定過程の支援	本人の意思を捉える支援
		意思の表明の支援と尊重
		意思決定支援体制の整備
		将来の生活の見通しを立てることの支援
これまでの生活の尊重と継続の支援	予測に基づく心身機能の維持・向上，フレイルや重度化の予防の支援	水分と栄養を摂ることの支援
		継続的な受診と服薬の支援
		継続的な自己管理の支援
		心身機能の維持・向上の支援
		感染予防の支援
	日常的な生活の継続の支援	生活リズムを整える支援
		食事の支援
		暮らしやすい環境の保持，入浴や排泄の支援
	家事・コミュニティでの役割の維持あるいは獲得の支援	喜びや楽しみ，強みを引き出し高める支援
		コミュニケーションの支援
		家庭内での役割を整えることの支援
		コミュニティでの役割を整えることの支援
家族等への支援	家族等への支援	支援を必要とする家族等への対応
		家族等の理解者を増やす支援
	ケアに参画するひとへの支援	本人をとりまく支援体制の維持
		同意してケアに参画するひとへの支援

（日本総合研究所：「適切なケアマネジメント手法」の手引き．令和2年度厚生労働省老人保健事業推進費補助金〈老人保健健康増進等事業〉適切なケアマネジメント手法の普及促進に向けた調査研究事業，p.23，日本総合研究所，2021．https://www.jri.co.jp/MediaLibrary/file/column/opinion/detail/r2fukyu_betsushiryo.pdf より転載）

（4）多職種連携

　在宅療養には，病院や施設・介護保険事業所・自治体などの多機関，多職種が協働してかかわる。また，利用者ごとに，在宅ケアチームのメンバーも異なる。このようなことから，在宅での情報共有の方法とし

て，日々の状況を利用者宅の連絡ノートで共有したり，業務記録の複写を利用者宅にファイルするなどの方法がとられている。近年では，ICT（情報通信技術）の発達により，専門職間のカルテの共有やコミュニケーションツールの活用もみられている。また，サービス担当者会議などが開催され，利用者・家族，サービス提供者間でケアプランが話し合われている。その他，カンファレンスや事例検討や勉強会を実施したりしているところもある。

　また，普段から地域での専門職ネットワークや連絡会をつくり，活動をしている地域もある。それぞれの専門職が自らの専門性を発揮し，お互いの専門性を生かしながら，地域連携を促進する必要がある。よりよい多職種連携は，利用者・家族への質の高いケア，利用者・家族のQOLに貢献し，また，病気になっても住みやすいまち，よりよい看取りや死別サポートといった地域基盤の強化に貢献することになる。さらには，専門職のやりがいにもなり，ケアの質の向上といった好循環にもつながるであろう。

引用文献

1) 厚生労働省：訪問看護. 社会保障審議会介護給付費分科会 第182回 資料3（令和2年8月19日付）. p.1, 厚生労働省, 2020.
　https://www.mhlw.go.jp/content/12300000/000661085.pdf（2022年2月アクセス）
2) 厚生労働省：公的介護保険制度の現状と今後の役割. p.17, 厚生労働省老健局総務課, 2018.
　https://www.mhlw.go.jp/file/06-Seisakujouhou-12300000-Roukenkyoku/0000213177.pdf（2022年2月アクセス）
3) 厚生労働統計協会：国民衛生の動向 2021/2022. 第68巻第9号, 厚生労働統計協会, 2021.

4）厚生労働省：地域社会における共生の実現に向けて新たな障害保健福祉施策を講ずるための関係法律の整備に関する法律について.
https://www.mhlw.go.jp/seisakunitsuite/bunya/hukushi_kaigo/shougaishahukushi/sougoushien/dl/sougoushien-06.pdf（2022年3月アクセス）

5）白澤政和：よくわかるケアマネジメント　いまさら聞けない基本のき　第1回ケアマネジメントとは何か？　介護支援専門員　8（5）：48-52, 2006.

6）厚生労働省：ケアマネジメントのあり方（参考資料）. 社会保障審議会介護保険部会　第57回　参考資料3（平成28年4月22日付）. p.3, 厚生労働省, 2016.

7）日本総合研究所：「適切なケアマネジメント手法」の手引き. 令和2年度厚生労働省老人保健事業推進費補助金（老人保健健康増進等事業）適切なケアマネジメント手法の普及促進に向けた調査研究事業, 日本総合研究所, 2021.
https://www.jri.co.jp/MediaLibrary/file/column/opinion/detail/r2fukyu_betsushiryo.pdf（2022年3月アクセス）

8）日本総合研究所, 前掲書, p.23.

5 | 訪問看護の役割と機能

福井小紀子

《**目標＆ポイント**》
(1) わが国において訪問看護を提供する医療機関，訪問看護ステーション，
行政機関を概観する。
(2) 訪問看護ステーションの機能や訪問看護活動などについて具体的に学ぶ。
(3) 地域包括ケアシステムのなかでのさらなる役割が期待される訪問看護や
在宅医療において，機能強化型訪問看護ステーションや看護小規模多機
能型居宅介護などの近年新たに創設されたサービスについて学ぶ。

《**キーワード**》 訪問看護提供機関，訪問看護ステーション，訪問看護活動

　日本は，団塊の世代が75歳になり多死社会が課題となる2025年問題，および団塊ジュニア世代が70歳を超え現役世代の減少が顕著になる2040年問題といった「超高齢人口減少社会」に対応することを目的として"地域包括ケアシステムの構築"を近年強力に推進している。この流れのなか，これまでの病院完結型の医療提供体制から，地域完結型の医療介護提供体制へと大転換が図られることは必至であり，在宅看護・在宅医療への期待はますます高まっている。

　在宅看護は，自宅や施設などの療養者の生活の場において必要な看護を提供するための方法論である。療養者の生活の場における看護である在宅看護においては，看護師が常に側にいるわけではない環境下における看護となる。そのため，看護師が訪問した際の看護の実施に加えて，看護師がいない状況においても，患者が安心して安全に生活を送ることができるように，患者およびその家族のセルフケア能力を引き出し，そ

の能力の維持・向上を支援することが求められる。

　訪問看護は，療養者のいる場に訪問して行う看護と定義され，患者の生活の場における看護である在宅看護を実践するための一つの方法としてとらえられる。

　本章では，訪問看護という言葉の整理を行い，提供する機関（訪問看護ステーション，医療機関〈病院，診療所〉，行政機関）を解説していく。このうち，訪問看護ステーションは訪問看護の種類のなかでも利用者が多いことから，その特徴を詳しく解説する。そして，訪問看護を提供する仕組みを解説するとともに，地域包括ケアシステム推進のなかで訪問看護の役割期待が高まるなか，近年創設された新たなサービスについても解説する。

1. 訪問看護とは

（1）　訪問看護の定義

　訪問看護の定義は，用いられる場面によってその解釈が異なる。

　まず，利用者の側からとらえる訪問看護は，看護師が自宅を訪ねて来ること，すなわち訪問という手段で提供される看護という解釈があげられる。つまり，訪問する専門職の職種がサービスの名称に置き換えられていることが解釈の一つとなる。

　次に，訪問看護の制度上の解釈では，訪問看護とは，訪問看護師による訪問看護以外に，訪問看護ステーションに所属する理学療法士，作業療法士，言語聴覚士が療養者の自宅を訪問してサービスを提供することが含まれてくる。そして，これらのサービスが制度上は訪問看護と呼ばれる。この制度上の解釈においては，訪問看護師によるサービスも，理学療法士によるサービスも訪問看護と名称づけられるため，利用者にとっては，訪問リハビリテーションと訪問看護が混同し，その違いの理

68

解がむずかしい場合も多い。

このように，訪問看護は解釈によってその内容が異なってくることから，以降は訪問看護を看護師による実践上のサービスとして整理し，「訪問看護とは，地域で生活する療養者に対し，その人の生活の場である自宅を訪れて看護を提供することである」と定義して用いることとする。

(2) 訪問看護の種類

訪問看護の種類は，医療機関，訪問看護ステーション，行政機関に大別できる。その特徴は以下となる。

a) 医療機関（病院・診療所）

医療機関からの訪問看護は，病院や診療所のなかに部門として設置されるなどして，そこから訪問看護として提供される。医療機関などとして指定または許可を受けるため，いわゆる「みなし指定」の訪問看護と呼ばれる。訪問看護を提供する病院または診療所に属する医師が主治医となることが多い。訪問看護部門は，病院内や診療所内で独立して運営されている場合と，外来業務と兼ねて運営されている場合があり，運営方法や運用の規模は組織によって異なる。病院または診療所の訪問看護事業所数は，2009（平成21）年は2,345か所，2014（平成26）年は1,687か所，2019（平成31）年は1,461か所と減少傾向である[1]。

b) 訪問看護ステーション

独立した事業所として訪問看護ステーションという名称で訪問看護を提供する機関をいう。療養者は，療養者の疾患，病状，年齢や主治医の属する医療機関などにかかわらず，訪問看護ステーションから訪問看護を受けることになる。

1992（平成4）年の訪問看護制度創設以来，約30年が経過するが，診療報酬改定や介護報酬改定のたびに，訪問看護の発展に向けた訪問看

護の数（量）を増やすための政策的支援がさまざまに投じられてきた。その結果，訪問看護ステーション数は，医療保険／介護保険別に，2009年が 5,320 ／ 5,499 か所，2014 年が 6,998 ／ 7,092 か所，2019 年が 10,783 ／ 10,318 か所[1]と増加してきており，利用者数は 54.3 万人（2019 年 4 月時点）である[1]。

　現在，このように順調に増えてきた訪問看護サービスは，事業所ごとにいくつかの異なる特徴をもつサービス提供体として発展しており，1992 年の制度のスタート以降の約 20 年間にあたる 2010（平成 22）年ころまでは量的確保を最優先する第一段階であったと言えるが，2010年以降は，サービスの質が保たれ，社会的ニーズに見合うサービスとしてさらなる発展を遂げることが求められる第二段階の状況に移ってきていると言える[2]。

c）行政機関

　行政による精神保健や母子保健などの事業の一環として訪問指導を提供する。行政の事業であるため，利用するにあたって費用の自己負担は発生しない。そのため，こうした事業の範囲を超えた支援が必要であったり，長期的に訪問看護が必要となったりする場合には，医療機関や訪問看護ステーションからの訪問看護に移行することが多い。

2．訪問看護ステーションの特徴

（1）訪問看護ステーションの設置基準

　以下，訪問看護の主たる提供機関となる訪問看護ステーションについて詳しく述べる。

　訪問看護ステーションは，地域における事業所として開設されている。地域で暮らす療養者に訪問看護が必要になった場合，主治医からの訪問看護指示書が出されれば，誰でも利用することができるサービスで

ある。

　訪問看護ステーションは，地域で暮らす療養者の医療面と介護・生活面を支えるサービス提供機関として，ケアの拠点としての役割が期待され，その役割を多くの事業所が果たしている。訪問看護ステーションは，訪問看護制度により，人員や設備などに関する開設や運用などの設置基準が細かく定められている。以下に，訪問看護ステーションの設置基準についておもなものを述べる。

　設置者は，訪問看護ステーションを立ち上げたいと考える看護師でも，看護師資格をもたない経営者でも，看護師資格を満たす管理者を立てれば，訪問看護ステーションの設置者となることが可能であり，法人格を満たせば開設が可能である。このため，設置者は多岐にわたっており，設置主体で最も多いものは営利法人（会社）が53.6％とその割合は年々増加している。次いで医療法人25.0％，社団・財団法人7.7％，社会福祉法人6.2％であり，これらの割合は少しずつ減少している（**図5-1**）[3]。このなかで，看護師が法人を設立してステーションを開設して

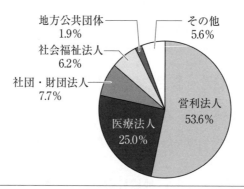

図5-1　訪問看護ステーションの設置主体
（厚生労働省：平成元年介護サービス施設・事業所調査の概況．厚生労働省政策統括官付参事官付社会統計室，2021より作図）

いるものもある。

　訪問看護ステーション開設の人員基準は，管理者は保健師または看護師とされており，開設には常勤換算で 2.5 人の看護職が必要と定められている。また，看護職以外にも，理学療法士，作業療法士，言語聴覚士などのリハビリテーションの専門職や事務職員も配置することが可能である。設備や運営方法などにも，詳細な基準が定められているため，開設する場合にはこれらの基準を遵守することが求められる。

（2）訪問看護ステーションの状況
a）運営の状況

　訪問看護ステーションの運営について，2017（平成 29）年時点の事業所の規模は，1 ステーションあたり，常勤換算職員は 7.1 人，うち看護職員は 5.0 人であり[4]，非常勤職員としてパートタイムで働く看護師も多い。

　多くの地域では，療養者宅に訪問する際の移動手段は車が用いられており，概ね 1 日に 4〜6 件程度の訪問看護を実施している。しかし，訪問看護ステーションが設置されている地域の実情やニーズに合わせて，都心部では自転車や公共交通手段を用いて，近距離間を効率良く訪問する場合もあれば，僻地では訪問看護ステーションから利用者までの距離が遠いため，車を用いても 1 日 2 件程度の訪問となる場合もある。これらの訪問頻度による訪問看護ステーションの経営の効率性や安定性については，今後の課題である。

　また，24 時間連絡をとれる体制になっている訪問看護ステーションは 8 割程度であり，療養者に急変が起こった場合などの緊急時に備えて，24 時間 365 日，いつでも対応ができる体制をとっている事業所は多い。今後高齢者がますます増えていくわが国において，医療ニーズが

72

高い療養者や終末期の療養者が安心して安全に生活を維続していくために，訪問看護は重要なサービスとなっている。

b）利用者の特徴

訪問看護の利用者の特徴は，疾患別には，脳血管疾患，循環器疾患，パーキンソン病や筋萎縮性側索硬化症などの神経系の疾患，認知症や精神疾患，筋骨格系の疾患などで，多岐にわたる療養者を広範に支えている。利用者の詳しい傷病分類を保健制度別に**図 5-2**[1]に示す。

利用者の年齢層は，約 8 割が 65 歳以上であるが，0 歳から 100 歳以上まで幅広く分布する。要介護度別には，要支援 1 が 4.7%，要支援 2 が 9.5%，要介護 1 が 19.9%，要介護 2 が 22.7%，要介護 3 が 15.1%，要介護 4 が 14.3%，要介護 5 が 13.8% であり，要介護 3 以上があわせ

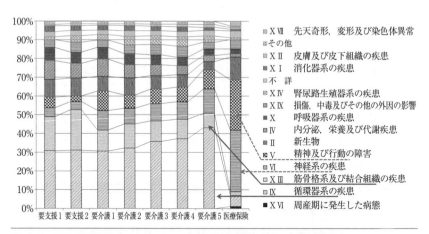

図 5-2　訪問看護ステーションの利用者の保険制度別傷病分類

介護保険の利用者は，「循環器系の疾患」「筋骨格系及び結合組織の疾患」が多く，医療保険の利用者は，「神経系の疾患」「精神及び行動の障害」が多い。

（厚生労働省：訪問看護. 社会保障審議会介護給付費分科会 第 182 回 資料 3〈令和 2 年 8 月 19 日付〉，p.19，厚生労働省，2020 より転載）

て 43.2% を占めることから，多くの中重度の介護サービス利用者を支えていることがわかる（**図 5-3**)[1]。

　このように，訪問看護の利用者は，多岐の疾患を抱え，要介護度の比較的高い療養者が多い。さらに，要介護度が高くなるにつれ，「家族等の介護指導・支援」「身体の清潔保持の管理・援助」「排泄の援助」の実施割合が高くなっていることから，要介護度の高い療養者に対しては特に，排泄，清潔，更衣など日常生活の援助や家族への介護指導が訪問看護師としての重要な役割となる（**図 5-4**)[1]。また，医療保険の利用者を中心に，小児や若年の身体障害者，精神障害者，がん末期患者など幅広い対象が訪問看護を利用していることから，疾患を抱えて生活する在宅療養者を医療的にも介護的にも幅広く支える役割を果たしていることが特徴である。

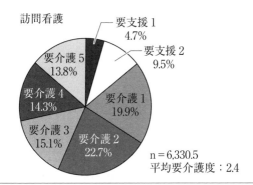

図 5-3　訪問系サービスの要介護度割合
n の単位：千人
(厚生労働省：訪問看護．社会保障審議会介護給付費分科会　第 182 回　資料 3〈令和 2 年 8 月 19 日付〉，p.10，厚生労働省，2020 より改変，転載)

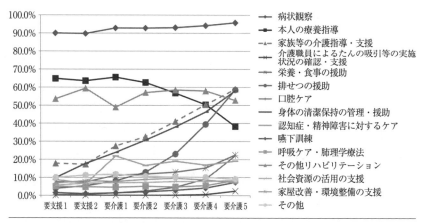

図5-4　訪問看護の提供内容（1か月）（複数回答）

訪問看護の看護内容は，介護度が高くなるにつれ「家族等の介護指導・支援」「身体の清潔保持の管理・援助」「排泄の援助」などの実施割合が高くなっている。

（厚生労働省：訪問看護．社会保障審議会介護給付費分科会　第182回　資料3〈令和2年8月19日付〉，p.20，厚生労働省，2020より転載）

3．訪問看護の役割と機能

（1）訪問看護の役割

　訪問看護の役割は，保健師助産師看護師法に定められているように，看護の業務として，地域で暮らす訪問看護の必要な療養者に対する「診療の補助」と「療養上の世話」となる。すなわち，一次予防と言える健康の維持・増進，二次予防と言える疾病の早期発見・早期治療，三次予防と言える疾病がもたらす状態の維持・回復，そして安らかな看取りまで，さまざまな状態にある対象に対して，この診療の補助と療養上の世話を行う役割が求められる。

（2）訪問看護師に求められる力

　上述した訪問看護の役割を果たすために，訪問看護師に求められる力として，以下の3つがあげられる。1つ目は，多くの場合，訪問看護を行う看護師は1人で療養者の自宅を訪問することから，療養者の状況に的確に対応するために，観察力，観察内容の表現力，判断力，技術力が求められる。2つ目は，看護師が常に側にいるわけではないことから，看護師がいないあいだの療養者の生活継続のための安定性や，急変時の対応を含む状態の変化を予測して，療養者自身と家族，そしてヘルパーがいる場合にはヘルパーに対しての説明力，予測力と対応策の準備力，指導力が求められる。3つ目は，療養者の医療と生活を支えるために，社会資源を活用するとともに，医師や介護福祉職との連携をとることが重要となることから，社会資源に関する知識力，他職種との連携力，医師とのコミュニケーション力が求められることとなる。

（3）訪問看護の機能

　近年，地域で暮らす医療的な支援の必要な療養者や在宅看取りを望む療養者が増えている。具体的には，医療機器・器具を使用する人，不安定な病状によって医学的な判断が頻繁に必要な人，化学療法を行いながら外来通院する終末期に近い人などが増加している。これらの治療や医療処置の必要な療養者を支え，在宅療養生活を維持するためには，医療者が日常的に療養者をサポートすることが必要となる。

　すなわち，訪問看護の機能として，診療の補助業務としての医療機器・器具の管理や指導，医療的な処置やケアの実施が求められる。加えて，このような療養者においては，疾病を有しながら療養する生活は，それ以前の健常時の生活とは異なり，何らかの生活支援が必要となることが多い。このため，療養上の世話として清潔ケアや排泄ケアなどの日

常生活の援助も重要な訪問看護の要素となる。

　さらに，在宅看護の特徴として家族が介護の主たる役割を担うことが多く，家族への介護指導や支援も必要である。加えて訪問介護サービスや通所サービスといった公的な保険による介護サービスを利用して，療養していくうえで必要な医療と介護の両方の支援を受けて在宅療養の継続が可能な体制を整えていく。このため，医療と介護をつなぎ，支える看護師は，在宅療養を支援するチームに属する多職種が同じ目標をもち，互いに分担と協働ができるようチーム内を調整するといった機能を果たす責任が求められる。

4．訪問看護に関連する法制度

（1）訪問看護に関連する法制度の歴史

　訪問看護が制度として確立する前について，その前身は，明治時代の派出看護婦（当時）まで遡ると言われる。その後，保健師による結核患者や貧困世帯への自宅訪問も，訪問看護の発展につながる前段として位置づけられる。そして，1960年代には，病院から退院した療養者への継続看護として，医療機関や市町村から看護婦（当時）が在宅療養者を訪問するようになった。

　これらの歴史的経緯と社会的評価をもとに，1992年には，老人保健法の一部改正により，訪問看護制度が創設された。このときの訪問看護は，老人保健法に基づくことから，おもな対象者は寝たきり老人と呼ばれる高齢者であり，名称も「老人訪問看護ステーション」としてスタートしている。

　その2年後の1994（平成6）年には，健康保険法の一部改正により，「訪問看護ステーション」の開設が可能になり，この時点から，年齢や病状に限らず訪問看護を利用できる仕組みが整った。

　2000（平成 12）年には，介護保険法がスタートし，このなかで，「指定居宅サービス事業者」の一つに訪問看護ステーションが位置づけられ，介護保険法と健康保険法によって訪問看護の利用が可能となった。介護保険法施行以降，訪問看護は，介護サービスの一つとして位置づけられ，事業所数も利用者数も従事者数も，徐々に増加してきた。

（2）訪問看護運営に関する法制度

　訪問看護に直接関連する法律として，介護保険法と健康保険法がある。訪問看護ステーションからの訪問看護では介護保険法と健康保険法を用いて提供されるものが大半であり，なかでも介護保険による訪問看護の利用が医療保険（健康保険法）による訪問看護の利用より優先されることから，介護保険の利用割合が，例年訪問看護全体における 7〜8 割と高い割合を占めている。どちらの保険が適用されるかについては，**図 5-5**[1]に示したように細かい基準が定められている。

　医療保険では，対象者は 40 歳未満の者すべて，40 歳以上で介護保険の要支援・要介護認定を受けていない者となる。ただし，要支援・要介護認定を受けた者であっても，厚生労働大臣が定める者（**図 5-5 ※ 1**），特別訪問看護指示書の交付を受けた者（**図 5-5 ※ 2**），および認知症以外の精神疾患に該当する場合には医療保険を利用することとなる。医療保険による訪問看護の利用回数は原則週 3 回であるが，**図 5-5** の※ 2 に示した条件に該当する場合には，主治医より月 2 回特別訪問看護指示書を交付してもらうことで，最大 28 日間まで訪問看護を利用することができる。利用料の自己負担額は基本利用料と交通費やその他利用料になる。

　介護保険では，対象者は 40 歳以上の介護保険の要支援・要介護認定を受けた者となる。なお，介護保険は，65 歳以上の第 1 号被保険者と，

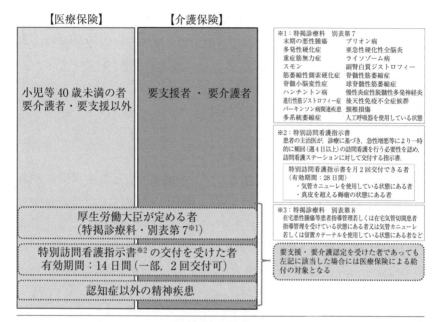

図 5-5　医療保険と介護保険の訪問看護対象者のイメージ図

注）医療保険の給付の対象となる訪問看護は，原則週3日を限度として提供が可能であるが，厚生労働大臣が定める者（※1に該当〈介護保険においては厚生労働大臣が定める疾病など〉），特別訪問看護指示書の交付を受けた者（※2に該当），厚生労働大臣が定める者（※3に該当〈介護保険においては厚生労働大臣が定める状態〉）については，週3日を超えての提供が可能。

（厚生労働省：訪問看護. 社会保障審議会介護給付費分科会　第182回　資料3〈令和2年8月19日付〉，p.4，厚生労働省，2020より転載）

40歳以上65歳未満の第2号被保険者とに分類され，第2号被保険者は，要介護認定を受けることができる疾病が特定されている。この特定疾病とは，介護保険法施行令第二条に規定された16の疾病で，末期がんや関節リウマチ，脳血管疾患などの加齢に起因する疾病とされている（**表5-1**）[5]。

　介護保険による訪問看護の利用回数は，介護支援専門員（ケアマネ

表 5-1　特定疾病の範囲

1. がん（医師が一般に認められている医学的知見に基づき回復の見込みがない状態に至ったと判断したものに限る。）※	8. 脊髄小脳変性症
	9. 脊柱管狭窄症
	10. 早老症
	11. 多系統萎縮症※
2. 関節リウマチ※	12. 糖尿病性神経障害，糖尿病性腎症および糖尿病性網膜症
3. 筋萎縮性側索硬化症	
4. 後縦靭帯骨化症	13. 脳血管疾患
5. 骨折を伴う骨粗鬆症	14. 閉塞性動脈硬化症
6. 初老期における認知症	15. 慢性閉塞性肺疾患
7. 進行性核上性麻痺，大脳皮質基底核変性症およびパーキンソン病※【パーキンソン病関連疾患】	16. 両側の膝関節または股関節に著しい変形を伴う変形性関節症

（※印は 2006〈平成 18〉年 4 月に追加，見直しがなされたもの）
（厚生労働省：特定疾病の選定基準の考え方より引用、一部改変）

ジャー）が作成するケアプランで決められた回数ということになる。要介護度に応じてすべての介護サービスの月に利用できる上限額が定められているため，複数のサービスを利用しながら支給限度額の範囲内で訪問看護の利用回数は決められていく。利用料の自己負担額は，原則，要介護度に応じた上限額内であれば，介護保険で定められた報酬の 1 割ということになるが，介護保険の制度改正により，2015（平成 27）年 8 月には現役並みの所得がある高齢者については自己負担割合が 2 割，そして 2018（平成 30）年 8 月以降は，所得によっては自己負担割合が 3 割負担となる利用者も出てきた。

　これ以外の訪問看護に関連する法制度には，障害者総合支援法があげられる。また，全額自費で訪問看護を利用する人も少数ではあるが存在する。さらに，訪問看護の利用には直接的に関連しないものの，訪問看護の実施にかかわる法律も多数ある。たとえば，保健師助産師看護師法には看護の業務が示されており，医療法や医師法は，医療行為の実施や医師と連携する際にかかわってくる法律となる。また，薬機法には在宅

療養者に提供される医療材料の取り扱いなどが関与する。このように，訪問看護には，在宅で医療と生活を支えるためのチームの一員として機能するため，医療関連の法制度とともに，介護や福祉関連の法制度を理解したうえでのケア提供が求められる。

　また，運営に関する法制度として，訪問看護ステーションは事業所として独立経営を行うという特徴上，組織を適切に運営するためのさまざまな経営に関する法制度も関与してくる。

（3）機能強化型訪問看護ステーション

　超高齢社会が社会課題となる 2025 年，そして全年齢人口の減少が急激に進む人口減少社会が社会課題となる 2040 年に向けて，地域包括ケアシステムの構築と医療機能の分化が進められている。そのなかで，訪問看護においても，その機能分化が進められる方向となっている。2014年の診療報酬改定では，新たに質の高い訪問看護ステーションの機能を評価すべく「機能強化型訪問看護ステーション」が創設された。これは，24 時間対応できる体制があることや重症者の受け入れ件数，常勤看護職員数など，一定の要件を満たす訪問看護ステーションを評価するもので，機能強化型訪問看護ステーションには，24 時間対応をとっていることや，ターミナルケア加算算定者の前年度実績が「機能強化型1」は 20 件以上，「機能強化型 2」は 15 件以上という要件が指定された。加えて，医療・介護のケアマネジメント機能や，地域全体の在宅療養に関する環境整備にかかわることも要件となり，機能強化型訪問看護ステーションが訪問看護ステーション全体におけるリーダーシップを発揮することが期待された（**図 5-6**）[6]。さらに，次の診療報酬改定年の2016（平成 28）年には，機能強化型の訪問看護の要件が拡大し，ターミナル患者に加えて重症児の受け入れ実績も評価されることになった。

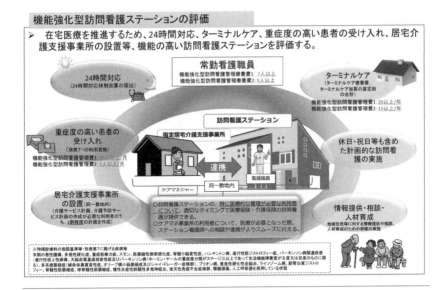

図 5-6　機能強化型訪問看護ステーションの要件
(厚生労働省保険局医療課：平成 26 年度診療報酬改定の概要〈2014 年 4 月 15 日版〉．平成 26 年度診療報酬改定説明会〈平成 26 年 3 月 5 日開催〉資料等について，p.70，厚生労働省，2014 より転載)

　続けて，次の診療報酬改定年の 2018 年には，地域の訪問看護にかかわる人材育成の実績を評価する要件も加わり，「機能強化型 3」が新設された。さらに 2020 (令和 2) 年の診療報酬改定では，機能強化型 1，機能強化型 2，機能強化型 3 それぞれの要件について医療現場の状況に応じて若干の見直しがされた (**表 5-2**)[7]。

(4)　在宅医療・在宅療養支援診療所

　在宅医療については，1986 (昭和 61) 年，診療報酬に「寝たきり老人訪問診療料」「寝たきり老人訪問指導管理料」が新設され，在宅医療が初めて制度として位置づけられた。また，1992 年に医療法が改正さ

表 5-2　機能強化型訪問看護ステーションの要件など

	機能強化型 1	機能強化型 2	機能強化型 3
	ターミナルケアの実施や、重症児の受入れ等を積極的に行う手厚い体制を評価		地域の訪問看護の人材育成等の役割を評価
月の初日の額※1	12,530 円	9,500 円	8,470 円
看護職員の数・割合※2	常勤 7 人以上（1 人は常勤換算可）、6 割以上	5 人以上（1 人は常勤換算可）、6 割以上	4 人以上、6 割以上
24 時間対応	24 時間対応体制加算の届出＋休日、祝日等も含めた計画的な訪問看護の実施		
重症度の高い利用者の受入れ	別表 7 の利用者 月 10 人以上	別表 7 の利用者 月 7 人以上	別表 7・8 の利用者、精神科重症患者 or 複数の訪看 ST が共同して訪問する利用者 月 10 人以上
ターミナルケアの実施、重症児の受入れ※3	以下のいずれか ・ターミナル 前年度 20 件以上 ・ターミナル 前年度 15 件以上 　＋重症児 常時 4 人以上 ・重症児 常時 6 人以上	以下のいずれか ・ターミナル 前年度 15 件以上 ・ターミナル 前年度 10 件以上 　＋重症児 常時 3 人以上 ・重症児 常時 5 人以上	
介護・障害サービス計画作成	以下のいずれか ・居宅介護支援事業所を同一敷地内に設置 　＋特に医療的な管理が必要な利用者の 1 割程度について一般地内に設置 ・特定相談支援事業所 or 障害児相談支援事業所を同一敷地内に設置 　＋サービス等利用計画 or 障害児支援利用計画の作成利用者の 1 割程度について、計画を作成		
地域における人材育成等	地域住民等に対する情報提供や相談、人材育成のための研修の実施（望ましい）		以下のいずれも満たす ・地域の医療機関や訪看 ST を対象とした研修 年 2 回 ・地域の訪看 ST や住民等への情報提供・相談の実績 ・地域の医療機関の看護職員の一定期間の勤務実績
医療機関との共同			以下のいずれも満たす ・退院時共同指導の実績 ・併設医療機関以外の医師を主治医とする利用者が 1 割以上

※1 機能強化型訪問看護管理療養費を届け出ていない場合は、7,440 円。
※2 看護職員（保健師、助産師、看護師、准看護師）の割合は、看護師等（看護職員、理学療法士、作業療法士、言語聴覚士）に占める看護職員の割合。令和 3 年 3 月末までの経過措置あり。
※3 重症児の受入れ数は、15 歳未満の超重症児及び準超重症児の利用者数を合計した数。
（厚生労働省保険局医療課：令和 2 年度診療報酬改定の概要〈在宅医療・訪問看護〉〈令和 2 年 3 月 5 日版〉. 令和 2 年度診療報酬改定説明資料等について, p.7, 厚生労働省, 2020 より引用, 一部改変）

れ，「居宅」が「医療提供の場」として明記された。在宅医療の充実は，在院日数の短縮化の受け皿や患者のQOL（quality of life；生活の質）向上の手段，超高齢社会における医療提供方法の中心的役割を担う方法論として，きわめて重要な課題とされている。

　この背景から，2006（平成18）年，在宅医療のさらなる推進を図るために，24時間連絡を受ける医師または看護職員を配置し，その連絡先を文書で患家に提供していることを要件とした在宅療養支援診療所が創設された。さらに，2012（平成24）年の診療報酬改定にて，機能強化型在宅療養支援診療所が創設され，従前の在宅療養支援診療所の要件に加えて，在宅医療を担当する常勤の医師を3名以上配置，過去1年間の緊急の往診の実績が5件以上，および過去1年間の在宅における看取りの実績が2件以上という3つの要件を満たす診療所の評価が行われた。なお，追加された3つの要件については，他の連携保険医療機関（診療所または200床未満の病院）との合計でも可とされた。2016年時点の届出数は，在宅療養支援診療所は総数で14,397か所，在宅療養支援病院は928か所である。内訳は，単独の機能強化型在宅療養支援診療所および病院が届出187か所／157か所，複数の機関が連携する連携強化型在宅療養支援診療所および病院が届出3,415か所／390か所，従来の在宅療養支援診療所および病院が10,795か所／381か所であり，さらなる医療機能の分化が進められている[8]。

（5）看護小規模多機能型居宅介護

　「看護小規模多機能型居宅介護」（2015年4月，複合型サービスから名称変更）は，2006年に創設された「小規模多機能型居宅介護」のもつ「通い」「泊まり」「訪問介護」の機能に，「訪問看護」の機能を加えた新たなサービスとして2012年に創設された。

地域で暮らす医療ニーズの高い要介護者が増えるなか，看護と介護サービスの一体的な提供により，医療ニーズの高い要介護者への支援の充実を図ることを目的とした，地域密着型サービスの一つとして位置づけられる。介護ニーズと医療ニーズを併せ持つ高齢者などの在宅療養継続から看取りまでを支えることが可能であり，制度創設以降，2020年時点で全国に599か所開設されており，その数は順調に増えている。今後の発展が期待されるサービスである[9]。

5. 訪問看護の仕組み

訪問看護は，前述のように，医療保険と介護保険のいずれを利用するかにより，対象や利用回数などが異なる。また，どちらの保険を利用するかにより，訪問看護を利用する仕組みも異なる。以下に訪問看護の仕組みについて保険の種別ごとに解説する。

（1）保険種別ごとの訪問看護開始までの流れ

a）医療保険による訪問看護の開始

医療保険による訪問看護は，利用者の主治医により，訪問看護の必要性が判断された場合に訪問看護指示書が発行される。そして，療養者が訪問看護ステーションに申し込みを行い，療養者と訪問看護ステーションが契約を締結することにより，訪問看護の利用が開始となる。

b）介護保険による訪問看護の開始

介護保険による訪問看護は，一般的には療養者がケアマネジャーと相談して，訪問看護が必要であるという見解が示されたときに，ケアマネジャーが主治医と相談し，ここで主治医により訪問看護が必要だと認められた場合に，訪問看護指示書が発行され，訪問看護の利用が開始されることとなる。ただし，病院から退院する療養者や，主治医との関係が

密である療養者である場合は，このような経過を辿らずに，主治医や病院の看護師から訪問看護依頼が直接きたり，病院からケアマネジャーを通しての依頼となったりする場合もある。

　これらの状況が整ったあと，療養者は訪問看護ステーションと利用に関する契約を行い，訪問看護の利用が開始となる。

（2）訪問看護提供の流れ・主治医との連携

　前述のように，訪問看護は主治医が発行する訪問看護指示書によって開始となる。訪問看護ステーションは訪問看護指示書を受け取ったあと，傷病名や治療内容などの情報を確認する。そして，利用者や家族から情報収集し，これらをもとにアセスメントを行って，訪問看護計画書を作成する。

　月初には，訪問看護計画書が主治医に提出され，この計画書に基づいて，原則月単位で訪問看護が実施される。訪問看護の提供期間中には，適宜主治医へ報告や相談を行って連携をとり，訪問看護を実施していく。そして月末には，訪問看護師は訪問看護報告書を作成し，主治医に報告する。このような流れを繰り返すことによって，訪問看護計画の見直しを行いつつ，訪問看護が継続されていく。

　介護保険の利用者への訪問看護については，主治医以外にケアマネジャーにも適宜報告や連絡を行って連携を図る。訪問看護師は，ケアマネジャーにケアプランに基づく療養者の状態やケアの評価について随時報告するとともに，状態の変化やケアプランの変更の必要性があると判断する場合には提案し，療養者の状態やQOLが保たれるようにはたらきかけていく。

（3）訪問看護提供に必要な文書

a）訪問看護指示書（図 5-7）[10)]

主治医から訪問看護に出される訪問看護指示書は，利用者の氏名や住所などの基本的情報，訪問看護指示期間，傷病名，投与中の薬剤，使用

（別紙様式 16）

訪　問　看　護　指　示　書
在宅患者訪問点滴注射指示書

※該当する指示書を○で囲むこと

訪問看護指示期間　（　　年　月　日　～　　年　月　日）
点滴注射指示期間　（　　年　月　日　～　　年　月　日）

患者氏名		生年月日　　年　　月　　日（　　歳）	
患者住所	電話（　　）　－		
主たる傷病名	（1）　（2）　（3）		
現在の状況（該当項目に○等）	病状・治療状態		
	投与中の薬剤の用量・用法	1.　2. 3.　4. 5.　6.	
	日常生活自立度	寝たきり度	J1　J2　A1　A2　B1　B2　C1　C2
		認知症の状況	Ⅰ　Ⅱa　Ⅱb　Ⅲa　Ⅲb　Ⅳ　M
	要介護認定の状況		要支援（　1　2　）　要介護（　1　2　3　4　5　）
	褥瘡の深さ		DESIGN分類　D3　D4　D5　　NPUAP分類　Ⅲ度　Ⅳ度
	装着・使用医療機器等	1．自動腹膜灌流装置　2．透析液供給装置　3．酸素療法（　　1／min） 4．吸引器　5．中心静脈栄養　6．輸液ポンプ 7．経管栄養　（経鼻・胃瘻：サイズ　　、　日に1回交換） 8．留置カテーテル（部位：　サイズ　　、　日に1回交換） 9．人工呼吸器　（陽圧式・陰圧式：設定　　） 10. 気管カニューレ（サイズ　　） 11. 人工肛門　12. 人工膀胱　13. その他（　　）	

留意事項及び指示事項
Ⅰ　療養生活指導上の留意事項

Ⅱ　1．リハビリテーション
（理学療法士・作業療法士・言語聴覚士が訪問看護の一環として行うものについて
1日あたり 20・40・60・（　　）分を週（　　）回（注：介護保険の訪問看護を行う場合に記載））
2．褥瘡の処置等
3．装着・使用医療機器等の操作援助・管理
4．その他

在宅患者訪問点滴注射に関する指示（投与薬剤・投与量・投与方法等）

緊急時の連絡先
不在時の対応

特記すべき留意事項（注：薬の相互作用・副作用についての留意点、薬物アレルギーの既往、定期巡回・随時対応型訪問介護看護及び複合型サービス利用時の留意事項等があれば記載して下さい。）

他の訪問看護ステーションへの指示
（　無　　有　：　指定訪問看護ステーション名　　）
たんの吸引等実施のための訪問介護事業所への指示
（　無　　有　：　訪問介護事業所名　　）

上記のとおり、指示いたします。

年　　月　　日

医療機関名
住　　所
電　　話
（FAX.）
医師氏名　　　　印

事業所　　　　殿

図 5-7　訪問看護指示書/在宅患者訪問点滴注射指示書

（厚生労働省：「診療報酬の算定方法の一部改正に伴う実施上の留意事項について」等の一部改正等について．保医発 0331 第 1 号，2021 年 3 月 31 日，p.6 より転載）

別紙様式１

訪問看護計画書

ふりがな 利用者氏名		生年月日	年　月　日（　　）歳
要介護認定の状況	自立　要支援（１　２）　要介護（１　２　３　４　５）		
住　所			
看護・リハビリテーションの目標			

年月日	問題点・解決策	評価

衛生材料等が必要な処置の有無		有・無
処置の内容	衛生材料（種類・サイズ）等	必要量

訪問予定の職種（※当該月に理学療法士等による訪問が予定されている場合に記載）
備考

上記の訪問看護計画書に基づき指定訪問看護又は看護サービスの提供を実施いたします。

年　月　日

事業所名

管理者氏名　　　印

殿

図 5-8　訪問看護計画書

（厚生労働省：訪問看護計画書等の記載要領等について．保医発0327第2号，2020年3月27日，p.4より転載）

別紙様式２

訪問看護報告書

ふりがな 利用者氏名		生年月日	年　月　日（　　）歳
要介護認定の状況	自立　要支援（１　２）　要介護（１　２　３　４　５）		
住　所			
訪問日	年　月 1 2 3 4 5 6 7 8 9 10 11 12 13 14 15 16 17 18 19 20 21 22 23 24 25 26 27 28 29 30 31 年　月 1 2 3 4 5 6 7 8 9 10 11 12 13 14 15 16 17 18 19 20 21 22 23 24 25 26 27 28 29 30 31 保健師、助産師、看護師又は准看護師による訪問日を○、理学療法士、作業療法士又は言語聴覚士による訪問日を◇で囲むこと。特別訪問看護指示書に基づく訪問看護を実施した日を△で囲むこと。１日に２回以上訪問した日を◎で、長時間訪問看護加算を算定した日を□で囲むこと。 なお、右表は訪問日が２月にわたる場合使用すること。		
病状の経過			
看護・リハビリテーションの内容			
家庭での介護の状況			
衛生材料等の使用量および使用状況	衛生材料等の名称：（　　） 使用及び交換頻度：（　　） 使用量：（　　）		
衛生材料等の種類・量の変更	衛生材料等（種類・サイズ・必要量等）の変更の必要性：　有・無 変更内容		
情報提供	訪問看護情報提供療養費に係る情報提供先：（　　） 情報提供日：（　　）		
特記すべき事項（頻回に訪問看護が必要な理由を含む）			

上記のとおり、指定訪問看護の実施について報告いたします。

年　月　日

事業所名

管理者氏名　　　印

殿

図 5-9　訪問看護報告書

（厚生労働省：訪問看護計画書等の記載要領等について．保医発0327第2号，2020年3月27日，p.5より転載）

している医療機器，療養生活上の留意事項，緊急時や不在時の連絡先などが記載されている。これにより，主治医の治療方針や診療内容，緊急時の対応などが確認できる。

b）訪問看護計画書（図 5-8）[11]

訪問看護から主治医に提出する訪問看護計画書は，看護師が訪問看護指示書に記載された事項や利用者・家族からの情報からアセスメントして抽出した看護問題と解決策を看護計画として作成したものである。これを主治医に提出し，連携を深めていく。

c）訪問看護報告書（図 5-9）[11]

訪問看護報告書は，計画に基づいて実施された看護と，その成果を主治医に報告する書式である。記載内容は，訪問日時，病状の経過，看護・リハビリテーションの内容，療養者の状況，介護状況などである。訪問看護師は，この報告書を通して主治医との連携を深めていくとともに，様態悪化や介護状況の変化の際などの緊急時には，この報告書以外に，電話，FAX，メール，直接の診療所への訪問などを通して，タイムリーな報告・連絡・相談といった連携を図っていく。

引用文献

1) 厚生労働省：訪問看護. 社会保障審議会介護給付費分科会 第182回 資料3（令和2年8月19日付），p.8，厚生労働省，2020.
https://www.mhlw.go.jp/content/12300000/000661085.pdf（2022年2月アクセス）
2) 福井小紀子，他：訪問看護事業所向け自己評価ガイドラインの作成：看取りや医療ニーズの高い療養者を支えるための事業所の質向上をめざす標準的指針. コミュニティケア 17：50-59，2015.
3) 厚生労働省：平成元年介護サービス施設・事業所調査の概況. 厚生労働省政策統括官付参事官付社会統計室，2021.

https://www.mhlw.go.jp/toukei/saikin/hw/kaigo/service19/dl/kekka-gaiyou_1.pdf（2022 年 2 月アクセス）

4）厚生労働省：平成 29 年介護サービス施設・事業所調査の概況．厚生労働省政策統括官付参事官付社会統計室，2018.
https://www.mhlw.go.jp/toukei/saikin/hw/kaigo/service17/dl/kekka-gaiyou_04.pdf（2022 年 2 月アクセス）

5）厚生労働省：特定疾病の選定基準の考え方．
https://www.mhlw.go.jp/topics/kaigo/nintei/gaiyo3.html（2022 年 2 月アクセス）

6）厚生労働省保険局医療課：平成 26 年度診療報酬改定の概要（2014 年 4 月 15 日版）．平成 26 年度診療報酬改定説明会（平成 26 年 3 月 5 日開催）資料等について，厚生労働省，2014.
http://www.mhlw.go.jp/file/06-Seisakujouhou-12400000-Hokenkyoku/0000039891.pdf（2022 年 2 月アクセス）

7）厚生労働省保険局医療課：令和 2 年度診療報酬改定の概要（在宅医療・訪問看護）（令和 2 年 3 月 5 日版）．令和 2 年度診療報酬改定説明資料等について，p.7,厚生労働省，2020.
https://www.mhlw.go.jp/content/12400000/000608534.pdf（2022 年 2 月アクセス）

8）厚生労働省：在宅医療にかかる地域別データ集．第 1 回全国在宅医療会議　参考資料 3，厚生労働省，2021.
https://www.mhlw.go.jp/file/05-Shingikai-10801000-Iseikyoku-Soumuka/0000134262.pdf（2022 年 2 月アクセス）

9）厚生労働省：看護小規模多機能型居宅介護（複合型サービス）について．
https://www.mhlw.go.jp/stf/seisakunitsuite/bunya/0000091038.html（2022 年 2 月アクセス）

10）厚生労働省：「診療報酬の算定方法の一部改正に伴う実施上の留意事項について」等の一部改正等について．保医発 0331 第 1 号，2021 年 3 月 31 日．
https://www.mhlw.go.jp/content/12400000/000764260.pdf（2022 年 2 月アクセス）

11）厚生労働省：訪問看護計画書等の記載要領等について．保医発 0327 第 2 号，2020 年 3 月 27 日．
https://www.mhlw.go.jp/content/12400000/000613544.pdf（2022 年 2 月アクセス）

6 | 在宅看護過程の展開

小野若菜子

《**目標＆ポイント**》
(1) 在宅看護過程の意義や特徴を理解する。
(2) 在宅看護過程の展開方法を理解する。
(3) 訪問看護の実施における留意点を理解する。
《**キーワード**》 アセスメント，看護課題，看護計画，看護過程

1．在宅における看護過程

　在宅看護過程を展開する場面としては，在宅看護の場，すなわち，訪問看護，行政の訪問指導，医療機関での退院支援，外来支援などがあげられる。具体的な在宅看護過程の展開は，それぞれの場の特徴や状況をふまえたものになるため，本章では，特に訪問看護における在宅看護過程について焦点をあてて解説する。

(1) 在宅看護過程の意義

　在宅看護過程は，基本的な看護過程と同じであり，情報収集→アセスメント→計画の立案→実施→評価のサイクルで展開される。病院では，治療・検査などを中心に看護が展開されるが，自宅は療養者の生活の場であり，療養者・家族を対象とし，医療や介護，日々の生活のニーズや環境に目を向けて，広く長期的な視点で看護が展開される。在宅看護過程は，看護実践の判断や根拠，看護師の思考過程を明確にし，療養者・家族の生活の質（quality of life：QOL）向上を目指して，より質の高い

看護を提供するプロセスである。

a) 看護の提供指針

療養者一人ひとりに合った看護計画により，個別性を尊重したより良い看護を実施することができる。看護計画を立案することで，看護の継続性，一貫性を担保することにつながる。

b) 看護実践の質の維持・向上

療養者の短期・長期目標を評価しながら，看護実践の質の維持・向上に活用される。

c) 看護師間の看護実践の共有

訪問看護計画シートや訪問看護記録は，看護師間で共有され，同じ目的や方法で看護を提供するための目安になる。

d) 看護実践のアセスメントや根拠の可視化と証拠資料

在宅看護過程は，療養者・家族に対して，どのようにアセスメントし看護を実施したのかなど，看護実践を説明する根拠となる。また，介護保険や医療保険における訪問看護ステーション運営に関する基準として，訪問看護計画書および訪問看護報告書の作成，整備などが義務づけられており，在宅看護過程が基盤になる。さらに，法的な問題が生じた場合に，訪問看護記録は証拠資料となりうることから，在宅看護過程を基盤とした看護実践の正確な記載が求められる。

e) 多職種連携における活用

訪問看護においては，医師の訪問看護指示書に対して，訪問看護計画書，訪問看護報告書を記載することになっており，他職種との連携などにおいても看護を説明する必要がある。こうした他職種への報告や説明の際に，在宅看護過程が明確であることが基本となる。

（2）在宅看護過程の特徴

　在宅看護過程は，看護過程を基本とするが，以下の特徴がある。

・療養者は，病気の治療やリハビリテーションをしながら，健康の維持・増進に向かい，また，終末期を家で過ごしたいなど，それぞれの望む生活を送っている。これらの医療ニーズと生活ニーズの両側面をふまえて，在宅看護を展開する。

・看護師がいない間の療養者の安全・安楽を守ることができる視点でかかわる。

・療養者のニーズもふまえ，家族介護者や看護師，介護士の負担の増大を防ぐよりよいケア方法を検討する。

・家族がいる場合には，家族のより良い生活の継続に向けて，家族にはたらきかける。

・一人暮らしの人に対しても，望む生活が送れるよう，多職種連携，地域連携をとりながら支援していく。

・サービスの導入，治療や療養の場の決定の際など，療養者・家族の意思決定支援を行う。

・療養者の本当の思いを引き出しながら，ACP（advance care planning）の推進にかかわり，療養者のより良い最期に向けた支援を行う。

2．在宅看護計画の立案

（1）在宅看護の展開に大切な情報収集

　在宅看護の展開においては，療養者・家族の現在の状況を把握するとともに，疾病の状態や予後を把握し，在宅療養における思いや希望，介護負担や家族サポートなどの情報収集を行うことが重要である。病状や介護の状況など，今後の成り行きを予測しながら，療養者・家族の望む生活に向けて看護を展開する。

a) 情報源
①療養者・家族からの情報
　情報源としての一番は，療養者本人と家族である。療養者やその家族の心身の状況，医療や介護の状況など，会話のなかから，また，観察したことからも情報を得る。また，療養者の病状に対して，フィジカルアセスメントを行い，治療やケアの効果の観察を行う。また，訪問時の状況だけでなく，普段の様子を知ることが重要であり，療養者や家族が健康観察ノートを記載している場合には，経時的な変化を知る際の参考になる。さらに，家族の健康や介護の状況についても話を聞く。

②他職種や他施設・他機関からの情報
　医師からの診療情報提供書，病院の看護師からの看護サマリー，居宅サービス担当者・保健医療福祉関係者から，病気と治療，看護，療養経過，療養者・家族の困りごと，社会資源の利用状況などの情報を得る。

b) 情報収集時の配慮
①優先順位が高く看護に必要な情報を集める
　療養者は生活者であり，看護師が長い歴史や療養経過，治療経過のすべての情報を収集することはむずかしい。在宅での療養者の情報収集に必要な基本項目を押さえておく必要があるが，今の療養者への看護において，まず第一に何が必要か，優先順位を見極めながら情報を得る。

②初回訪問や退院直後の訪問では，療養者・家族の不安に配慮し信頼関係の構築に重点を置く
　初回訪問で，看護師が多くの情報を得ようとするあまり，療養者・家族に不快感を与えることもある。また，退院直後の訪問の際には，生活の変化が著しく，各サービスの訪問や契約手続きもあり，療養者・家族は忙しく疲れている。初回訪問や退院直後において，看護師は情報収集しなければとあせらないで，信頼関係を築くことに重点を置いてかかわる。

③守秘義務・プライバシーに配慮して情報管理を徹底する

　療養者・家族から得た情報に対して，専門職という立場から，守秘義務・プライバシーなど，倫理的配慮をすることが必要である（詳しくはp.101「(4) 実施　d) 守秘義務とプライバシー保護」を参照）。

c) 情報収集を行う際の視点

①健康のとらえ方

　国際生活機能分類（International Classification of Functioning, Disability and Health：ICF）は，人間の生活機能と障害の分類法として，2001（平成 13）年 5 月，世界保健機関（World Health Organization：WHO）総会において採択された。この特徴は，これまでの WHO 国際障害分類（International Classification of Impairments, Disabilities and Handicaps：ICIDH）がマイナス面を分類するという考え方が中心であったのに対し，ICF は生活機能というプラス面からみるように視点を転換し，さらに環境因子などの観点を加えたことである（**図 6-1**)[1]。ICF は，健康状況と関連要因の基盤を提供するものであり，障害や疾病をもった人や家族，保健医療福祉などの従事者の共通言語として，また，国際的な共通言語としても活用される。

　ICF の構成要素を参考にすると，在宅看護領域において，療養者・家族の健康状態は，環境因子，個人因子が影響し，療養者の心身の状態，日常生活動作（activities of daily living：ADL）などの活動，社会活動への参加に影響を及ぼすと考えることができる。また，**図 6-1** は矢印が双方向になっており，たとえば社会参加により健康状態が良好になる，健康状態が良好であるから社会参加できるなど，相互に関係しあう。

②在宅看護にかかわる情報収集のおもな項目

　訪問看護を受ける対象者の基礎情報として，氏名，年齢，疾患名，治療，家族構成などのほか，保険の種類，公費負担制度の利用，要介護度

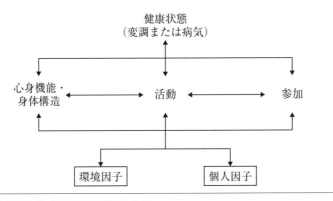

図 6-1　ICF の構成要素間の相互作用
(厚生労働省:「国際生活機能分類－国際障害分類改訂版－」〈日本語版〉の厚生労働省ホームページ掲載について. 厚生労働省社会・援護局障害保健福祉部企画課, 2002. https://www.mhlw.go.jp/houdou/2002/08/h0805-1.html より転載)

などを把握する。また，特に一人暮らしの場合や日中家族が不在な場合などには，緊急時の連絡先を複数把握しておく。

　そのほか，在宅看護計画立案に際し必要な情報としては，**表 6-1** の通り，療養者の特性，療養者の健康状況，家族の状況，療養生活における希望，療養環境，社会資源の活用，経済状況など，療養者・家族の状況に応じて情報収集を行う。

(2) アセスメント

　看護目標や計画の立案にあたり，情報を整理し，アセスメントを行う。特に，①療養者・家族の希望と生活，家族内役割，介護体制，②既往歴や現病歴などの病状やリスク，③治療や医療的ケアの内容，④ADL・手段的日常生活動作（instrumental ADL：IADL）などの状況，⑤介護サービス，社会資源，⑥住環境などを整理して，身体面，心理

表6-1　在宅看護にかかわる基本的な情報収集のおもな項目

1. **療養者の特性**
   年齢，性別，職業，生活習慣，大切なこと（価値観），家族構成，家庭内役割
2. **療養者の健康状況**
   現病歴，既往歴，治療・服薬状況，治療方針・予後，医療的ケアの状況，食事・睡眠・排泄・清潔の状況，心身の状況，ADL・IADL，現在の病状・治療の受け止めや理解
3. **家族の状況**
   家族員の状況や関係性，協力体制，心身の状態，主介護者の状況（介護内容，介護時間，介護への思いや希望，介護負担感，介護力，生活に望むこと，自分のしたいこと），副介護者の状況，別居家族のサポート
4. **療養生活における希望**
   どのような療養生活を送りたいか，療養生活の希望や目標，ACP（もしものとき，どのような治療を望むか，死の迎え方），事前指示（アドバンスディレクティブ），リビングウィル
5. **療養環境**
   ベッド周辺の環境，トイレ・浴室などの状況，室内外の段差や階段，住環境
6. **社会資源の活用**
   医療保険や介護保険の活用，医療・介護サービスの利用，近隣や知人とのかかわり
7. **経済状況**
   医療・介護への経済的な負担，経済的余裕の有無

ADL：日常生活動作，IADL：手段的日常生活動作，ACP：advance care planning

面，社会面，経済面などのアセスメントを行う。また，療養者・家族の価値観や生活スタイル，介護力などもふまえ，在宅療養の継続が可能か，希望をどのように叶えることができるかといった観点からもアセスメントする。

（3）看護目標の設定・看護計画の立案

a) 長期目標の設定

　長期目標は，看護実践の方針として，6か月～1年を目安に設定する。目標の主語（主体）は，療養者（家族）とする。

b)　看護課題と短期目標の設定

　情報を整理し，アセスメントを通して看護課題をあげる。各看護課題には期待される成果として，1～3か月を目安に短期目標を設定する。

　看護課題は，身体面，心理面，社会面などの状況，家族の介護状況や負担も含めて設定する。また，顕在的課題，潜在的課題の両側面から，起こりうる危険やリスクを予測する。特に在宅では，専門職が不在な時間があるため，そのときに起こりうるリスクを明確にして予防する。

　なお，ここでは，看護問題という表現ではなく，療養者・家族ができること，強みに目を向ける観点も含めることから「看護課題」という表現を用いる。

c)　優先順位の設定

　基本的欲求（ニード）の考え方として，アブラハム・H・マズローやヴァージニア・A・ヘンダーソンが提示したニードが参考になる（**表6-2**)[2]。

表 6-2　基本的ニードの階層

マズローの基本的ニード	ヘンダーソンの基本的 14 のニード
1.　生理的ニード	1.　正常な呼吸
	2.　飲食
	3.　排泄
	4.　移動と体位の保持
	5.　睡眠と休息
	6.　脱衣と着衣
	7.　体温の保持
	8.　清潔な皮膚
2.　安全のニード	9.　危険忌避
3.　所属と愛情のニード	10.　コミュニケーション
	11.　宗教
4.　自尊のニード	12.　仕事
5.　自己実現のニード	13.　遊び
	14.　学習

（勝又正直：はじめての看護理論. 第 2 版，p.16，医学書院，2005 より転載）

　基本的には，マズローの5段階のニードにおいて，生命の維持にかかわる「生理的ニード」「安全のニード」の低階層のニードから，自己実現のニードへ優先順位は高くなる。まず，療養者の生命の維持や苦痛の緩和が図られなければ，在宅療養の継続が困難になる。次に「安全のニード」として，今は顕在的課題ではなくても，転倒の危険，誤嚥性肺炎のリスク，ADL低下，廃用性症候群のリスクなど，潜在的課題も明確にして予防に取り組む。さらに，「承認のニード」「自己実現のニード」など，本人の生活や希望を叶えるように支援する。

d）看護計画の立案

　看護課題に対応して，短期目標を設定し，看護の内容や方法を計画する。看護計画には，観察計画（observation plan：OP），援助計画（treatment plan：TP），教育計画（education plan：EP）がある。看護には，観察や測定，看護技術，療養者・家族への教育・指導，ケアマネジメントや他職種との連絡・調整などがある。また，自宅での生活が継続できるように，療養者・家族に対して，治療や介護の方法を指導・助言し，自分たちで健康管理やセルフケアができるような支援も重要になる。

（4）実施

a）実施方法

　看護計画に沿って，状態の観察，医療的ケア，心身のケア，相談，教育・指導，連絡・調整などの看護を提供する。看護計画は，訪問看護を提供しながら，必要に応じて，随時修正を行う。看護師が複数で訪問看護を提供している場合，看護計画は具体的な看護目標を共有し，看護を引き継ぐ役割も担う。また，看護計画にない支援が急に必要になる場合には，状況によって柔軟に対応する。たとえば，療養者が感染症にかかり，発熱して食事がとれない場合などには，急性期看護を提供する。療

養者の病状悪化，家族の介護負担やストレスの増大など，在宅療養の継続が困難になるリスクについては，見逃さないように留意し適切な対応をとる。

b) 家庭に訪問する際の準備とマナー

療養者・家族に訪問看護を継続して利用しようと望んでもらえるよう，訪問看護をする際には，事前準備をきちんと行い，人として，看護職としてのマナーを守ることが大切である。

①事前準備

・看護記録などの情報から，治療方針や看護方針，病状や薬剤，医療処置，看護の引き継ぎなどを十分理解し，今日の訪問の目的を明確にしておく。

・必要物品を揃え，忘れ物がないように留意する。

　【必要物品の例】　血圧計，体温計，聴診器，パルスオキシメーター，ペンライト，定規，メジャー，はさみ，クランプ，手指消毒剤，消毒用アルコール綿，テープ，筆記用具，地図，名刺，身分証明書，携帯電話，タオル，ディスポーザブルグローブ，エプロン，ビニール袋，など

・訪問時間の確認，訪問先の場所の確認，自転車・車の置き場所の確認をする。

・天候に応じた服装をし，身だしなみを整える。

②訪問時のマナー

・時間に余裕をもって出かけ，交通ルールを守る。事業所の行き帰りも業務の範疇であり，近隣の人々からも見られている意識で移動する。

・信頼関係を築くためにも，約束の訪問時間を守り，遅れる場合には電話連絡を入れる。

・訪問時には，「こんにちは」「失礼します」など，きちんと挨拶をす

る。帽子や上着は，玄関先で脱いでから家に入る。
・手拭き用タオルを持参し，ケアの前後では，手洗いをさせてもらう。
状況に応じて，アルコールで手指消毒を行う。
・会話の際は，相手に目線を合わせ，話をよく聞き，適切な言葉遣いを
するように留意する。
・家庭にある物品を使用する場合には，一声をかけ，使用後は元の場所
に戻す。
・身体的ケアの際には，プライバシーや羞恥心，保温に配慮して実施す
る。
・雨の日は，濡れたレインコートなどで療養者宅を汚さないよう，ビ
ニール袋などを持参する。
・ごみなどは，きちんとまとめる。
・療養者宅の連絡ノートなど，書面への記載は丁寧に行う。
・終了時には，次回の訪問予定を確認して退室する。

c）訪問看護記録

　訪問看護記録は，患者ごとに，基礎情報，看護計画，看護サマリー，
保険関係の書類，訪問ごとの日々の記録などをまとめたものであり，電
子カルテを使用している事業所もある。日々の記録は，看護の評価やモ
ニタリング，計画修正に活用する。
　看護記録の目的は，「看護実践を証明する」こと，「看護実践の継続性
と一貫性を担保する」こと，「看護実践の評価および質の向上を図る」
ことである[3]。どのように看護計画を立て，専門的判断のもとに実施し
たのか，その効果はどうだったのか，療養者・家族の状態と看護の実
施，アセスメント，多職種連携，担当者間の引き継ぎ事項などを，正確
に記録に残す必要がある。
　記録は求めに応じて開示し，対象者への説明責任を果たす際の資料と

なり，法的問題が生じた場合などには法的証拠となりうる。

【おもな記録内容】　訪問日時，訪問（記録）者名，療養者の状態，家族の状態，アセスメント，看護内容，医師やケアマネジャーなどの他職種・他機関への報告や連携内容，など

d）守秘義務とプライバシー保護

　守秘義務やプライバシー保護は，対象者の人権を守ることからも重要な課題である。保健師助産師看護師法（第四十二条の二）において，「保健師，看護師又は准看護師は，正当な理由がなく，その業務上知り得た人の秘密を漏らしてはならない。保健師，看護師又は准看護師でなくなった後においても，同様とする」と守秘義務が定められている。また，看護事業を行う法人や事業所においてもプライバシーに関する規則が定められている。

　訪問看護においては，特に家庭の事情を具体的に把握することになり，療養者・家族の個人情報（文書，記録，写真などの取り扱いを含む）や知り得た状況への守秘義務，プライバシーの保護に努めなければならない。他職種・他機関との情報共有の際にも，療養者・家族の同意を得て行う，情報漏洩を防止する対策をとるなど，配慮やルールを要する。事業所内や多職種連携の際のルールを明文化し，また，各看護師が実施できるよう，教育や勉強会などを行うことも大切である。

e）リスクマネジメント

　療養者への訪問看護は，週に数回などのペースで行われるため，次の訪問日までに生じうるリスク，看護師や介護員がいない間に生じうるリスクを予測して対応策を検討しておく。医療的ケアにかかわる事故や転倒，感染などのほか，生活面における事故など，幅広いリスクに対して，予防・対応策を立て，スタッフ間，多職種間でリスクマネジメントの内容，役割，分担などを検討しておくことが大切である。

f) 療養者や看護師の事故予防・災害対策

　療養者が安全な在宅療養を送るために，危険なリスクを明確にして，事前に対応策を検討しておく。在宅で起こりうる療養者の事故としては，転倒，窒息，熱中症，火災，犯罪への遭遇，急死などがある。また，自然災害時にも療養を継続できるよう，平時から準備が必要である。

①災害発生時の準備

　市区町村で行われている災害対策や避難場所，要援護者への支援などを把握しておく。これらを参考にして，災害時の安否確認の方法（療養者，スタッフ間）やとるべき行動について，療養者にかかわる在宅ケアメンバーで役割分担などの取り決めをしておく。特に，自宅で内服や医療的ケアを行っている場合には，予備の薬や物品，人工呼吸器の充電池などの準備，情報共有のシート（保険証やお薬手帳，医師やサービス提供者の連絡先など）を持ち出せるように整理しておく。また，日頃から，近隣の支援者がいるかなどを確認しておく。

　2021（令和3）年災害対策基本法の一部改正が行われ，災害時に自ら避難することが困難な高齢者・障害者などの避難行動要支援者に対して，「個別避難計画の作成」が市区町村の努力義務と位置づけられた。そのため，事業所利用者の個別避難計画についても把握しておく。

②看護師の事故予防対策

　看護師は，点滴や尿道カテーテルの挿入など，医療処置を行う機会も多い。病院内と同様に，医師からの指示受けの体系化など，間違いが起こらないよう手順を明確にする必要がある。また，車や自転車で移動時の交通事故のリスクもあり，忙しいときにも交通ルールを守るという留意，万が一，事故にあった際の対応の心構えなどが必要になる。

（5）実施の評価と計画の修正

　看護計画と実施を振り返り，目標評価時期に達成できたか，短期目標の評価をする。その結果，計画を見直し，短期目標や計画を修正して，長期目標に向かって看護を提供する。評価と計画の修正のプロセスを経て，再び看護展開を行い，療養者・家族の長期目標に向かって支援していく。さらに，療養者の状態が安定していても，将来，急変したり，死を迎える時期が訪れたりすることになる。そのため，今後の治療やケアについて，療養者・家族と医療従事者が話し合いを行う ACP の視点をもちながら看護を提供する。

引用文献

1）厚生労働省：「国際生活機能分類－国際障害分類改訂版－」（日本語版）の厚生労働省ホームページ掲載について．厚生労働省社会・援護局障害保健福祉部企画課，2002.
https://www.mhlw.go.jp/houdou/2002/08/h0805-1.html（2022 年 3 月アクセス）
2）勝又正直：はじめての看護理論．第 2 版，p.16，医学書院，2005.
3）日本看護協会：看護記録に関する指針．日本看護協会，2018.
https://www.nurse.or.jp/home/publication/pdf/guideline/nursing_record.pdf（2022 年 3 月アクセス）

7 基本的な生活を支える看護技術

梶井文子

《目標＆ポイント》
(1) 訪問看護の療養者の生活を支えるための日常生活動作（ADL）の多様な
　　アセスメント方法を理解できる。
(2) 安全でかつ自立的な移動，移乗動作（ベッド⇔車いす）のアセスメント
　　とケアの方法を理解できる。
(3) 安全でかつ精神的満足感のある食事へのアセスメントとケアの方法を理
　　解できる。
(4) 療養者の状態にあった自律・自立を促す排泄ケアの方法を理解できる。
(5) 療養者の安全のための清潔（入浴・清拭・足浴・手浴）と身だしなみ
　　（整容）のケアの方法を理解できる。
(6) 在宅における生活環境のアセスメントと環境整備を理解できる。
《キーワード》　基本的日常生活動作，環境整備

1. 訪問看護の療養者の生活を支えるための
　　日常生活動作（ADL）の多様なアセスメント方法

　訪問看護の受給者数は年々増加しており，要支援1から要介護5まで
が対象者となる（**図7-1**）[1]。特に介護度の比較的軽度な要支援1から要
介護2の対象者の増加がみられる。訪問看護の対象者の日常生活動作
（activities of daily living：ADL）の自立状況の違いが大きいため，多様
なアセスメント方法を用いる。

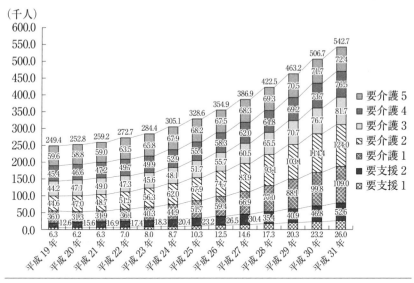

図7-1　訪問看護の受給者数の推移

※総数には，月の途中で要介護から要支援（または要支援から要介護）に変更となった者を含む。

※経過的要介護は含まない。

出典：厚生労働省「介護給付費等実態統計（旧：調査）」（各年4月審査分）

（厚生労働省：訪問看護．社会保障審議会介護給付費分科会　第182回　資料3〈令和2年8月19日付〉，p.8，厚生労働省，2020．https://www.mhlw.go.jp/content/12300000/000661085.pdf より転載）

（1）障害高齢者の日常生活自立度判定基準（表7-1）[2]

　地域や施設などで，障害を有する高齢者の日常生活自立度（寝たきり度）を客観的かつ短時間に判定する際に用いる。“移動”にかかわる状態像から日常生活の自立の程度を4段階で評価するものである。健常高齢者は対象外である。ランクJは，何らかの身体的障害などを有するが，1人で外出することができる場合である。ランクAは，「準寝たきり」であり，屋内での食事，排泄，着替えは概ね自分で行い，外出時は

表7-1　障害高齢者の日常生活自立度（寝たきり度）判定基準

生活自立	ランクJ	何らかの障害等を有するが，日常生活はほぼ自立しており独力で外出する 1. 交通機関等を利用して外出する 2. 隣近所へなら外出する
準寝たきり	ランクA	屋内での生活は概ね自立しているが，介助なしには外出しない 1. 介助により外出し，日中はほとんどベッドから離れて生活する 2. 外出の頻度が少なく，日中も寝たり起きたりの生活をしている
寝たきり	ランクB	屋内での生活は何らかの介助を要し，日中もベッド上での生活が主体であるが，座位を保つ 1. 車いすに移乗し，食事，排泄はベッドから離れて行う 2. 介助により車いすに移乗する
	ランクC	1日中ベッド上で過ごし，排泄，食事，着替において介助を要する 1. 自力で寝返りをうつ 2. 自力では寝返りもうてない

※判定に当たっては，補装具や自助具などの器具を使用した状態であっても差し支えない。
（厚生労働省：障害高齢者の日常生活自立度〈寝たきり度〉判定の基準. https://www.mhlw.go.jp/file/06-Seisakujouhou-12300000-Roukenkyoku/0000077382.pdf より転載）

　介護者の援助を必要とする場合である。ランクBとCは，「寝たきり」に該当し，ランクBは食事，排泄，着替えのいずれかにおいて，部分的に援助を必要とし，1日の大半をベッド上で過ごす場合である。ランクCは，食事，排泄，着替えのいずれにおいても全面的に援助を必要とし，1日中ベッド上で過ごす状態である。

（2）日常生活動作（ADL）

　食事や排泄などの誰もが行っている生活内の動作や活動を日常生活動作（ADL）という。ADLには，食事，排泄，歩行，入浴，更衣などの身の回りの動作を中心とする基本的日常生活動作（basic ADL：BADL）と，買い物や食事の準備，公共の交通機関を利用した外出など，自立した社会生活に必要な活動からなる手段的日常生活動作（instrumental ADL：IADL）がある。ADLの評価の目的は，リハビリ

表7-2　バーセル・インデックス

食事
　10：自立。必要に応じて自助具を使用して，食物を切ったり，調味料をかけたりできる
　5：食物を切ってもらう必要があるなど，ある程度介助を要する
　0：上記以外
車いすとベッド間の移動
　15：移動のすべての段階が自立している（ブレーキやフットレストの操作を含む）
　10：移動の動作のいずれかの段階で最小限の介助や，安全のための声かけ，監視を要する
　5：移動に多くの介助を要する
　0：上記以外
　（訳注：車いすを使用していない場合には，ベッド脇に設置した肘掛け椅子とベッドとの間の移
　　動が安全にできるかどうかを評価する）
整容
　5：手洗い，洗顔，髪梳き，歯磨き，ひげ剃りができる
　0：上記以外
用便動作
　10：用便動作（便器への移動，衣服の始末，拭き取り，水洗操作）が介助なしにできる
　5：安定な姿勢保持や衣服の着脱，トイレットペーパーの使用などに介助を要する
　0：上記以外
入浴
　5：すべての動作を他人の存在なしに遂行できる（浴槽使用でもシャワーでもよい）
　0：上記以外
平地歩行
　15：少なくとも45m，介助や監視なしに歩ける（補助具や杖の使用は可。車輪付き歩行器は不可）
　10：最小限の介助や監視下で少なくとも45m歩ける
　5：歩行不可能だが，自力で車いすを駆動し少なくとも45m進める
　0：上記以外
階段昇降
　10：1階分の階段を介助や監視なしに安全に上り下りできる（手すりや杖の使用は可）
　5：介助や監視を要する
　0：上記以外
更衣
　10：すべての衣服（靴の紐結びやファスナーの上げ下ろしも含む）の着脱ができる（治療用の補
　　装具の着脱も含む）
　5：介助を要するが，少なくとも半分以上は自分で，標準的な時間内にできる
　0：上記以外
排便コントロール
　10：随意的に排便でき，失敗することはない。坐薬の使用や浣腸も自分でできる
　5：時に失敗する。もしくは坐薬の使用や浣腸は介助を要する
　0：上記以外
排尿コントロール
　10：随意的に排尿できる。必要な場合は尿器も使える
　5：時に失敗する。もしくは尿器の使用などに介助を要する
　0：上記以外

テーションの目標設定やその効果判定，環境に関する問題点を抽出し，介護の必要性を検討することである。BADL の評価法は，世界的に普及しているバーセル・インデックス（Barthel Index）（**表 7-2**）[3]があ
る。これは 10 項目に対して重みづけされた配点を用いて，100 点満点とした合計点を算出する。IADL の評価法には，老研式活動能力指標
（**表 7-3**）[4]がある。社会生活を送るために必要な「手段的 ADL」，「知的 ADL」，「社会的 ADL」の 3 領域で評価し，点数が高いほど自立していることを示す。

表 7-3　手段的日常生活動作能力検査（instrumental ADL：IADL）老研式活動能力指標

項目	評価
1 バスや電車を使って一人で外出ができますか	手段的 ADL
2 日用品の買い物ができますか	
3 自分で食事の用意ができますか	
4 請求書の支払ができますか	
5 銀行預金，郵便貯金の出し入れが自分でできますか	
6 年金などの書類が書けますか	知的 ADL
7 新聞などを読んでいますか	
8 本や雑誌を読んでいますか	
9 健康についての記事や番組に関心がありますか	
10 友達の家を訪ねることがありますか	社会的 ADL
11 家族や友達の相談にのることがありますか	
12 病人を見舞うことができますか	
13 若い人に自分から話しかけることがありますか	

注）手段的 ADL スコア（5 点満点），知的 ADL スコア（4 点満点），社会的 ADL スコア（4 点満点）でそれぞれの ADL を評価する。総計を高次 ADL スコアとする。カットオフ値はない。

（古谷野亘，他：地域老人における活動能力の測定―老研式活動能力指標の開発. 日本公衆衛生雑誌 34〈3〉：109-114，1987 より一部改変，転載）

（3）JST 版活動能力指標（表 7-4）[5]

　近年の急速な高齢化による生活環境の変化，高齢者の健康状態，ライフスタイルの変化に対応し「一人暮らし高齢者が自立し活動的に暮らす」ための能力を測定する方法である。4 領域の下位尺度の「新機器利用」は生活に使う新しい機器を使いこなす能力，「情報収集」はより良い生活を送るため自ら情報収集し活用する能力，「生活マネジメント」は自分や家族，周辺の人々の生活を見渡し管理（マネジメント）する能力，「社会参加」は地域の活動に参加し地域での役割を果たす能力である。点数が高いほど各活動能力が高く，積極的に活動していることを表す。

表 7-4　JST 版活動能力指標

教示文：「次の質問に，「はい」か「いいえ」でお答えください。」

新機器利用	(1) 携帯電話を使うことができますか
	(2) ATM を使うことができますか
	(3) ビデオや DVD プレイヤーの操作ができますか
	(4) 携帯電話やパソコンのメールができますか
情報収集	(5) 外国のニュースや出来事に関心がありますか
	(6) 健康に関する情報の信ぴょう性について判断できますか
	(7) 美術品，映画，音楽を鑑賞することがありますか
	(8) 教育・教養番組を視聴していますか
生活マネジメント	(9) 詐欺，ひったくり，空き巣等の被害にあわないように対策をしていますか
	(10) 生活の中でちょっとした工夫をすることがありますか
	(11) 病人の看病ができますか
	(12) 孫や家族，知人の世話をしていますか
社会参加	(13) 地域のお祭りや行事などに参加していますか
	(14) 町内会・自治会で活動していますか
	(15) 自治会やグループ活動の世話役や役職を引き受けることができますか
	(16) 奉仕活動やボランティア活動をしていますか

（鈴木隆雄，他：JST 版 活動能力指標利用マニュアル〈第 2 版 2017 年 8 月〉. p.3，東京都健康長寿医療センター研究所，2017 より一部改変，転載）

（4）機能的自立度評価法（FIM）（表 7-5）[6-10]

　機能的自立度評価法（Functional Independence Measure：FIM）は，1983 年にカール・V・グレンジャーらによって開発された ADL 評価法である。脳血管疾患等後の療養で，安静による廃用症候群の悪化に対するリハビリテーションなどの介入前後の評価に有用であり，医療だけでなく介護現場でも使用されている。日常生活上の「できる ADL」ではなく「している ADL」を実際に日常生活で行っている動作から評価する。評価項目は，運動項目 13 項目と認知項目 5 項目の計 18 項目で，各項目を 1～7 点の 7 段階で評価するため，介助量の詳細や，小さな変化を把握しやすい。

2．安全でかつ自立的な移動・移乗

　移動は，独歩，歩行補助具を用いる歩行，車いすによる方法があり，自立した生活を支え，自宅内から外出するなどの生活圏の拡大につながるため，生きがいや生活の質（quality of life：QOL）にまで影響する。移乗とは，乗り移りをする動作であり，ベッドから車いすへ，車いすから便座や浴槽などへ乗り移ることなどである。

（1）移動・移乗能力のアセスメント
a）移動・移乗能力に影響する要因
　移動・移乗能力には，疾患・障害による機能低下，認知機能，心理状態に伴う活動意欲，生活環境（屋内や屋外），家族介護力・社会的サポートが影響する。
　加齢に伴い，特に下肢の筋力低下や関節拘縮による関節可動域制限により歩行能力が低下する。背筋力の低下によって脊柱が弯曲し円背になりやすく，円背が進行すると，重心が後方に移動し転倒を起こしやす

表7-5　機能的自立度評価法 Functional Independence Measure（FIM）

		評価項目				評価項目	
運動項目	セルフケア	食事	箸	認知項目	コミュニケーション	理解	聴覚
			スプーンなど				視覚
		整容				表出	音声
		清拭					非音声
		更衣（上半身）			社会的認知	社会的交流	
		更衣（下半身）				問題解決	
		トイレ動作				記憶	
	排泄コントロール	排尿コントロール					
		排便コントロール					
	移乗	ベッド・椅子・車椅子					
		トイレ					
		浴槽・シャワー	浴槽				
			シャワー				
	移動	歩行・車椅子	歩行				
			車椅子				
		階段					

レベル	7	完全自立（時間，安全性を含めて）		介助者なし
	6	修正自立（補助具使用）		
	5	部分介助	監視	介助者あり
	4	部分介助	最小介助（自身で75％以上）	
	3	部分介助	中等度介助（自身で50％以上）	
	2	完全介助	最大介助（自身で25％以上）	
	1	完全介助	全介助（自身で25％未満）	

We used the Japanese version of FIM[TM] version 3.0[7,8] that has culturally relevant modifications for some of the items[9,10].
（慶応義塾大学医学部リハビリテーション科訳：FIM ―医学的リハビリテーションのための統一データセット利用の手引き〈第3版〉．慶応義塾大学医学部リハビリテーション科，1991 より一部改変，転載）

い。膝関節の屈曲は歩幅を狭くさせる。視力・聴力の低下は，周辺の障害物などへの注意力を低下させ，転倒や接触などの事故のリスクを高める。

　変形性膝関節症，骨粗鬆症による脊椎圧迫骨折などの患部の疼痛や関節可動域制限は，自立的な移動や移乗動作を阻害する。また脳血管疾患による片麻痺などの運動障害は，歩行・移乗動作に影響する。認知機能の低下は，集中力の低下，注意力の低下，同時遂行能力の低下を生じ，自立的でかつ安全な移動・移乗動作を阻害する。さまざまな喪失体験や自尊心の低下，孤独感やあきらめ，痛み，転倒への恐怖感などから抑うつ状態を生じ，活動意欲を低下させ，外出などを控えて生活圏の縮小につながることもある。疾患や障害の影響による活動耐性，移動・移乗前後の循環動態，疲労感，血圧の変動なども評価する必要がある。

　療養者に家屋構造（段差，床の状態，照明，手すりなど），居住階，住宅周辺の屋内・屋外の生活環境が合っていないと，移動・移乗動作が阻害される。また家族の介護力や福祉サービス・介護サービス（デイサービスや福祉施設の利用，歩行補助具・福祉用具の貸与・購入の補助）の利用の有無，地域内の社会資源の体制整備が移動範囲に影響を及ぼす。

b）移動・移乗能力のアセスメント

　移動・移乗の能力や実施状況のアセスメントは，前述の BADL，IADL，FIM，障害高齢者の日常生活自立度判定基準を用いる。

（2）移動・移乗のケア方法

a）移動：杖をついた歩行

　歩行補助杖（**図 7-2**）[11,12] は，療養者の体格にあった長さ（健側足の外側 15 cm のところに杖をたて，肘関節が 30° 程度屈曲し，療養者が

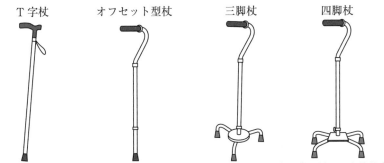

T字杖　　　オフセット型杖　　　三脚杖　　　四脚杖

最も多く使用されて
いる歩行補助具だが，
安定性は最も低い

金属製で，支柱の上
部が弯曲しているの
で，T字杖と比べ，
より安定性が高い

三脚杖や四脚杖のような多脚杖は，支持基底
面積が広いので安定性が高い．立位を保持し
ているときには安定した支えとなり，平坦な
場所での使用に特に適している．杖を斜めに
つくと不安定になるので，垂直に杖をつく．
したがって，凹凸のある場所での使用には適
さない

＊片麻痺のある患者は，初めは，支持面積の広い多脚杖を使って歩行するが，歩行が安定
　してくるとT字杖歩行に移行する

図7-2　歩行補助杖の種類

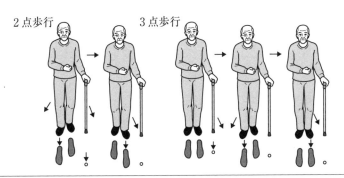

2点歩行　　　　　3点歩行

図7-3　2点歩行と3点歩行

使いやすいと感じる長さ）に調整する。介助者は療養者の患側に立ち，上肢を療養者の背部に添えて介助する。3点歩行で開始し，慣れてきたら2点歩行に移行する（**図7-3**）[13,14]。

b) 移乗：ベッドから車いすへの移乗

　療養者の移動能力を補い，行動範囲を拡大することや，筋力，循環機能，精神活動を促し，廃用症候群の予防のために行う。体格に適した車いす，靴を準備する。移乗前に移乗が可能な健康状態かを確認する。麻痺のある療養者が健側に移動できるように車いすをベッドに対して20～30°の斜めになるようブレーキをかけて固定する。端座位から立位，車いすへ座るのを，療養者の自立度に応じて部分介助する（**図7-4**）[15]。

3. 安全でかつ精神的満足感のある食事

　人にとって「食べること（食事）」は，身体的側面，心理的・文化的側面からも多様な意義と重要性をもっている。「食べること」は，次のような要素をもつ。

①生命維持に必要な栄養素であるエネルギー，タンパク質，脂肪，水分，ビタミン，ミネラルを供給する，栄養補給法の一つである

②食欲をきっかけに1日の生活リズムに関係する

③摂食・嚥下行為は消化管の機能維持につながる

④喜びや嬉しさなどの精神的満足感をもたらすものである

⑤食べること（食事）にはその人の生活習慣や行為が反映され，その人の食生活で積み上げられてきた歴史やその人らしさを表すものである

⑥最期まで口から食べることは人間としての尊厳を守ることである

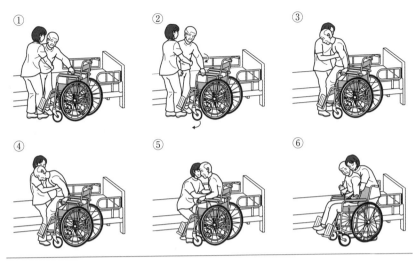

図 7-4　ベッドから車椅子への移乗
①ベッド柵などにつかまりゆっくり立ち上がったら，車椅子のアームレストをつかむように促す。
②ベッドから遠くのアームレストに置き換えてから回転を促す。療養者の筋力に応じて殿部と腰部を支える。どこに手を置くかを指し示すとよい。
③回転後に車いすに深く座れるように，ゆっくり後方へ動いてもらうように導く。
④⑤ゆっくりと座るように促し，殿部に衝撃が加わらないように腰部と殿部を支える。
⑥深く座れるように，自力で殿部を浮かしてもらうか，介助者が背部から引き上げ，姿勢を整える。引き上げる場合には腕を強くつかまないように注意する。フットレストを上げる。
（泉キヨ子，他編：根拠がわかる老年看護技術〈第 1 版〉．p.199，メヂカルフレンド社，2009 より転載．図説は筆者による）

（1）食事・栄養状態のアセスメント

　栄養状態（栄養状態の不均衡，特に低栄養状態のリスクを含める）の有無，食習慣・食事への認識，アレルギーの個別の状況，食事動作の自立状況や食事介助の必要性，摂食・嚥下機能の低下・障害の程度，歯牙の欠損や口腔内の汚れなどの食事を妨げる要因を把握する。

（2）安全で精神的満足感のある食事へのケア

a）食事前

　覚醒を促し，食事に集中できるように排泄を済ませる。義歯の適切な装着を行う。食事を摂るときの姿勢に注意し，可能な限り離床し，座位を継続しながら食べられるように，クッションなどを用いて食事摂取時の体位を調節する（**図 7-5**）[16,17]。食事動作の自立のためにスプーン・箸，ストロー，滑り止めマットなどの食具の工夫をする。誤嚥予防のために咀嚼・嚥下機能に適した食形態（流動食，ペースト食，とろみ食，ソフト食，軟菜食，全粥食など）の食事内容にする。1 日の必要栄養量や嗜好にあった献立を工夫する。加齢とともに筋肉量が減少するため，筋肉量を維持・増大するには，高齢者は 1.2〜1.5 g/kg（体重）/日の高タンパク質の食事内容が望ましい。

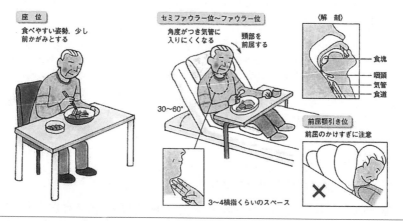

図 7-5　食事摂取時の体位

（聖隷三方原病院嚥下チーム：嚥下障害ポケットマニュアル〈第 2 版〉．p.72，医歯薬出版，2003 を参考に作成．堀内ふき，他編：ナーシング・グラフィカ　老年看護学②：高齢者看護の実践〈第 5 版〉．p.20，メディカ出版，2021 より転載）

b）食事中

摂食のスピード・時間・食べ方，姿勢の変化，むせや喘鳴などの有無，食事摂取内容と量，食事に対する満足感を観察する。集中して食べられるように周辺の環境を整える。食事内容を伝え，おいしく食べてもらうようにする。声をかけるときには，タイミングに留意する。

c）食後

下膳をし，食べこぼした食物が衣類やテーブルにないように片付ける。誤嚥防止のために食事直後に仰臥位にならないように留意する。必ず歯磨き・含嗽を行い，口腔の清潔を保つようにする。

4．自律・自立を促す排泄ケア

老化や疾患の影響によって排泄のコントロールが困難になりやすく，自立した排泄行動に影響を及ぼしやすい。

（1）排泄行動，排尿・排便についてのアセスメント

排泄行動の一連の複合動作（①〜⑪）である「①尿意・便意を感じる→②トイレを認識する→③トイレまで移動する→④尿便器を認識する→⑤衣服（下着を含む）を下ろす→⑥尿便器に座る→⑦排泄する→⑧後始末する（トイレットペーパーで陰部・殿部を拭く，排泄物を流す）→⑨衣服を着ける→⑩手を洗う→⑪部屋に戻る」の自立の程度を評価する。

排尿については，蓄尿と排尿にかかわる障害の有無，排尿機能の低下による下部尿路症状である蓄尿症状（頻尿，尿意切迫感，尿失禁）や排尿症状（尿勢低下，尿線分割・散乱，尿線途絶，排尿遅延，腹圧排尿），排尿後症状（残尿感，排尿後尿滴下）の有無，薬剤の副作用の有無，水分摂取などの生活習慣や，トイレまでの動線などの住環境も評価する。

排便については，直腸，肛門機能の低下に影響する脳神経疾患，パー

118

キンソン病，糖尿病，大腸がん，直腸脱など，胃や腸管の手術，感染症，大腸炎などの炎症や感染を伴う疾患の有無，加齢に伴う変化の状況を評価する。便秘を起こす薬剤として腸の運動を抑制する抗コリン薬，ドパミン作動薬，三環系抗うつ薬，抗ヒスタミン薬，麻薬，収斂作用の制酸薬，降圧薬，抗不整脈薬，鉄剤の副作用を評価する。緩下剤や抗菌薬の影響，水分量，食事内容・摂取量，運動，排便の生活習慣も評価する。

（2）自律・自立性を促す排泄のケア

排泄障害の改善には，排尿・排便機能障害の原因や，生活機能の低下から生じる障害の改善とともに，薬物療法や手術療法の併用となる。

療養者の日常生活自立度や認知機能，尿量に合った下着や紙オムツ（パンツタイプ，テープタイプ，パッドタイプ，軽失禁用のライナータイプ，ナプキンタイプ）の選択（**表 7-6**，**図 7-6**）が重要である。環境調整として，トイレまでの距離を短縮するよう寝室の場所の変更，屋内の手すりなどの設置，トイレ内での移乗や立ち上がり動作を円滑に行うための便器周辺の支持バーの設置，ポータブルトイレの設置を行う。着脱しやすい衣類も大切である。

表 7-6　紙オムツの選択

タイプ	パンツタイプ	テープタイプ
日常生活動作	歩く・立つ・座る動作ができる	寝て過ごすことが多い
排泄する場所	トイレ・ポータブルトイレへ移動できる	ベッドからの移動が困難

・パンツタイプは，ウエストサイズを参考に選ぶ.
・テープタイプは，ヒップサイズを参考に選ぶ.

パンツタイプ

尿 1 ～ 2 回分程度吸収する薄型タイプ. 尿 4 ～ 5 回分程度吸収する厚型タイプ.
尿とりパッドを一緒に使用することで交換の際にもパンツを脱ぐ手間がなくなり, コスト面でも経済的.

テープタイプ

尿 2 ～ 4 回分の吸収力がある.
尿とりパッドを併用することでさらに吸収力を補完でき, 交換も簡便になりコストの面でも経済的.

パッドタイプ

パンツタイプの紙オムツ専用の尿とりパッド. 開きやすくつけやすいのが特徴. パンツの上げ下げ時もズレにくい.

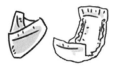
テープ止めタイプにフィットしやすい形状の尿とりパッド.
男性・女性によって形状が異なるものがある.

図 7-6　紙オムツの種類

5. 安全のための清潔ケア・身だしなみケア

　身体の清潔を保つことは, 皮膚・粘膜の機能の維持, 血液循環の促進, 感染予防の身体的意義, 爽快感, 気分転換, 意欲の向上の心理的意義, 人間関係の促進や身だしなみとしての社会的意義がある。

(1) 皮膚・粘膜と清潔・整容に関する行動のアセスメント

　皮膚の乾燥（ドライスキン）と物理的外力に対する皮膚保護機能低下による皮膚損傷（スキンテア）, 皮下出血, 紫斑, 裂傷, 爪の欠損・破損・肥厚, 褥瘡, かゆみやヒリヒリ感などの自覚症状, 落屑, 過去の創の瘢痕などを評価する。また皮膚保護機能を低下させる要因として, 疾患および治療, 全身状態, 認知機能, 心理状態, 生活習慣行動を評価する。

（2）安全な皮膚管理のための清潔ケアと身だしなみのケア

清潔ケアと身だしなみのケアの方法は，療養者の状態によって選択する。

a）入浴

高温浴（42℃以上）であると交換神経が刺激され，中温浴（37〜41℃）・微温浴（36〜38℃）は副交感神経が刺激される。また消化管機能は交換神経優位時は抑制され，副交感神経優位時は促進されるため，食後の入浴は消化管運動を低下させるため避けたほうが望ましい。入浴中の身体が湯に浸かった部分への静水圧作用によって，静脈還流量が増加し，血圧上昇と心拍出量が増加する。肩まで浸かった場合には，横隔膜・胸郭の圧迫により残気量・肺活量の減少を招くため，心肺機能が低下している療養者や高齢者は，静水圧が小さい体位や湯量での入浴が望ましい。

b）清拭

清拭時は，不必要な皮膚の露出や清拭タオルの温度からの気化熱が体温を奪い侵襲となるため，身体の保温方法に留意する。また洗浄剤は皮脂の除去が少ない弱酸性を選択することが望ましい。

c）洗髪

洗髪後，表面が脂質で保護されるまで24時間以上かかるため，高齢者は弱酸性のシャンプーで，2〜3日に1回の頻度の洗髪が望ましい。

d）足浴・手浴

入浴ができない場合に手足の清潔を保つ効果，末梢の循環不全に対する循環促進効果，精神的なリラクゼーションの促進の効果がある。体位（仰臥位，座位）によって，準備する物品が異なる。また少量の湯量で保温効果を促進させるためにビニール袋を活用するとよい。

e）ドライスキンを予防するケア

ドライスキンを予防するためには，保湿剤の塗布が必要である。塗布のタイミングは，入浴後は急速に皮膚から水分が蒸散し乾燥状態となるため，入浴後 15〜20 分以内が望ましい。

f）整髪・髭剃り，化粧

身だしなみは，療養者の希望に応じて整える必要がある。

加齢とともに頭皮も薄くなり乾燥傾向で損傷しやすく，脱毛や皮膚損傷を予防するため，丁寧に整髪を行い，ローションを付け療養者の希望に合わせた髪型に整える。男性の髭剃り，女性の化粧も重要な身だしなみであるため，その人らしく整えられるようにすることが望ましい。

6．在宅の生活環境アセスメントと環境整備

加齢や疾患・障害による生活への支障，療養者と家族の生活スタイルをふまえ，療養者と家族が安全に暮らせるための生活環境が必要となる。

（1）生活環境のアセスメント

療養者の室内の移動状況，ADL，介護者の有無，介護者の年齢，介護の程度，介護負担感，借家・持ち家，移動・移乗への不安，つまずきや転倒の経験，自分らしい生活を送っているか，住宅改修や福祉用具貸与・購入の費用の有無，社会資源活用の意思と思いを評価する。

（2）自宅の生活環境の整備

心身の機能が低下した要介護者が自立した日常生活を営み，介護者の介護負担を軽減するために，住宅改修や福祉用具の貸与を検討する。介護保険制度による住宅改修は，

①手すりの取り付け

②段差の解消

③滑りの防止および移動の円滑化などのための床または通路面の材料
　の変更

④引き戸などへの扉の取り替え

⑤洋式便器などへの便器の取り替え

⑥その他①〜⑤の住宅改修に付帯する住宅改修

がある。支給限度基準額は，要支援，要介護区分にかかわらず定額で，
自己負担額は1〜3割である。

　住宅改修と同時に，福祉用具の活用が重要である。介護保険において
貸与が可能な福祉用具には，車いす，車いす付属品，特殊寝台，特殊寝
台付属品，床ずれ防止用具，体位変換器，手すり，スロープ，歩行器，
歩行補助杖，認知症老人徘徊感知機器，移動用リフト，自動排泄処理装
置がある。販売となる特定福祉用具は，腰掛便座，自動排泄装置の交換
可能物品，入浴補助用具，簡易浴槽，移動用リフトのつり具部分であ
る。

　障害者総合支援法では，市区町村が行う地域生活支援事業として，在
宅で日常生活用具を必要とする障害者（児），難病患者などが住宅設備
の改善を必要とする場合には「住宅設備改善費の給付制度」を，用具の
給付または貸与を必要とする場合には「日常生活用具給付等事業」を利
用できる。

引用文献

1) 厚生労働省：訪問看護. 社会保障審議会介護給付費分科会 第 182 回 資料 3（令和 2 年 8 月 19 日付）, p.8, 厚生労働省, 2020.
https://www.mhlw.go.jp/content/12300000/000661085.pdf（2022 年 2 月アクセス）

2) 厚生労働省：障害高齢者の日常生活自立度（寝たきり度）判定の基準.
https://www.mhlw.go.jp/file/06-Seisakujouhou-12300000-Roukenkyoku/0000
077382.pdf（2022 年 2 月アクセス）

3) 鳥羽研二監, 長寿科学総合研究 CGA ガイドライン研究班著：高齢者総合的機能評価ガイドライン. p.264, 厚生科学研究所, 2003.

4) 古谷野亘, 他：地域老人における活動能力の測定―老研式活動能力指標の開発. 日本公衆衛生雑誌 34（3）：109-114,1987.

5) 鈴木隆雄, 他：JST 版 活動能力指標利用マニュアル（第 2 版 2017 年 8 月）.
p.3, 東京都健康長寿医療センター研究所, 2017.

6) 慶応義塾大学医学部リハビリテーション科訳：FIM ―医学的リハビリテーションのための統一データセット利用の手引き（第 3 版）. 慶応義塾大学医学部リハビリテーション科, 1991.

7) Data management service of the Uniform Data System for Medical Rehabilitation and the Center for Functional Assessment Research；Guide for use of the uniform data set for medical rehabilitation, State University of New York at Buffalo, version 3.0, March 1990

8) Liu M, et al：Stroke Impairment Assessment Set（SIAS）and Functional Independence Measure（FIM）and their practical use. In：Chino N, ed., Functional Assessment of Stroke Patients：Practical Aspects of SIAS and FIM. p.17-139, SplingerVerlag, 1997.（in Japanese）

9) Tsuji T, et al：ADL structure for stroke patients in Japan based on the functional independence measure. Am J Phys Med Rehabil 74：432/438, 1995

10) Yamada S, et al：Development of a short version of the motor FIM for use in long-term care settings. J Rehabil Med 38（1）：50-56, 2006

11) 大岡良枝, 他編：なぜ？がわかる看護技術 LESSON. p.82, 学習研究社, 2001.

12) 泉キヨ子, 他編：根拠がわかる老年看護技術（第1版）. p.195, メジカルフレンド社, 2009.

13) 大岡良枝, 他編, 前掲書, p.82.

14) 泉キヨ子, 他編, 前掲書, p.196.

15) 泉キヨ子, 他編, 前掲書, p.199.

16) 聖隷三方原病院嚥下チーム：嚥下障害ポケットマニュアル（第2版）. p.72, 医歯薬出版, 2003.

17) 堀内ふき, 他編：ナーシング・グラフィカ 老年看護学②：高齢者看護の実践（第5版）. p.20, メディカ出版, 2021.

参考文献

・堀内ふき, 他編：ナーシング・グラフィカ 老年看護学②：高齢者看護の実践（第5版）. メディカ出版, 2021.

・大塚眞理子編：カラー写真で学ぶ 高齢者の看護技術（第2版）. 医歯薬出版, 2018.

・奥野茂代, 他編：看護技術—アセスメントのポイントとその根拠. ヌーヴェルヒロカワ, 2003.

・真田弘美, 他編：看護学テキスト NiCE 老年看護学技術—最後までその人らしく生きることを支援する（第2版）. 南江堂, 2016.

・泉キヨ子, 他編：根拠がわかる老年看護技術（第1版）. メジカルフレンド社, 2009.

・正野逸子, 他編著：看護実践のための根拠がわかる 在宅看護技術（第3版）. メジカルフレンド社, 2015.

8 | 在宅看護における医療管理

宮田乃有

《目標＆ポイント》
(1) 服薬管理の支援について理解できる。
(2) 在宅酸素療法・在宅人工呼吸療法の管理と看護について理解できる。
(3) 経管栄養法・中心静脈栄養法の安全な実施と看護について理解できる。
(4) 尿道留置カテーテル・ストーマの管理とケアについて理解できる。
(5) 褥瘡ケアと予防について理解できる。
《キーワード》 呼吸管理，栄養管理，ストーマケア，褥瘡ケア

1. 服薬管理の支援

（1）在宅における服薬管理

　訪問看護を利用する在宅療養者のほとんどは，疾患の治療や症状の緩和などのため薬物療法を受けている。訪問看護では，療養者が適時適切に服薬できるよう支援するとともに，療養者の状態に合った処方内容や服薬管理の体制について他職種と調整していく役割がある。

a) 内服している薬の把握

　療養者が使用している薬剤は，訪問看護指示書を発行している医療機関から処方されているものだけとは限らない。療養者の「お薬手帳」をみて，他の医療機関からの処方の有無や通院頻度などを確認する。手帳に記載のない薬剤を服用していることもあるため，注意して聞き取る。

b) 服薬状況の確認と支援

　療養者が現在どのように薬剤を管理しているのかを確認し，服薬状況

126

をアセスメントする。服薬状況に課題がある場合には，療養者の承諾を得て残薬を確認し，適宜「配薬箱」や「配薬カレンダー」などの活用を提案する（**図 8-1**）。服薬に介助を必要とする場合には，家族やケアマネジャーと連携し，介護職などによる支援体制を構築する。

（2）病状と生活に合った薬剤の調整

　訪問看護で行う服薬管理の支援は，必ずしも療養者が指示どおりに服薬できるようになることだけが目標ではない。療養者が在宅で療養していくうえで，どのような薬剤をどのように使用していくことが療養者の体調や生活の質（quality of life：QOL）の改善に寄与するか，という視点が重要である。

a) 医師との連携

　療養者の病状や症状，服薬状況と効果，食事の回数，介護体制などを

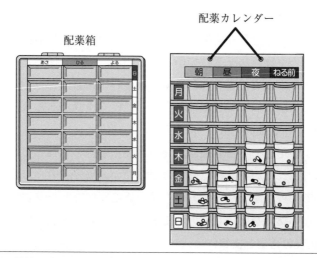

図 8-1　配薬箱と配薬カレンダー

アセスメントし，処方している医師に報告する。処方内容や回数の変更についての相談のほか，1 回服用分の薬剤を一包化するなど，療養者個々の状態や生活環境に応じ，服薬を継続しやすくなるよう調整する。

b）調剤薬局との連携

薬剤師も訪問看護利用者の服薬管理の支援において欠かせない役割を担っている。飲み忘れなどによる残薬の整理や，複数の医療機関からの処方のとりまとめなどを窓口で行うほか，療養者の自宅を訪問して薬剤管理を行う薬局もある。服薬状況の共有や療養者が服用しやすい剤形への変更など，訪問看護師と薬剤師が連携する重要性は高まっている。

2．呼吸に関する医療機器の管理と支援

在宅でも，条件を満たしていれば健康保険が適用され，酸素濃縮装置や人工呼吸器などの医療機器をレンタルすることができる。

常に医療職がいるわけではない在宅の環境では，療養者自身や介護者が機器を安全かつ適切に使用できるよう支援することで，呼吸症状や疾患の急性増悪の予防を図る必要がある。療養者のこれまでの生活習慣を尊重しながら，セルフケア能力や介護者の対応力を高め，病状の悪化や機器に関連した事故などの発生を予防する看護が求められる。

（1）在宅酸素療法（HOT）

a）在宅酸素療法とは

在宅酸素療法は，在宅で酸素吸入を行う療法である。home（在宅），oxygen（酸素），therapy（療法）の頭文字をとって HOT（ホット）とよばれる。

在宅酸素療法の対象は，肺気腫などの慢性閉塞性肺疾患（chronic obstructive pulmonary disease：COPD），間質性肺炎，慢性心不全などの

ほか，がんや神経難病などによる慢性呼吸不全の療養者である。

b）在宅酸素療法に必要な機器

　在宅ではおもに酸素濃縮器を使用することが多く，外出時や停電など
の非常時には液体酸素や酸素ボンベを使用する（**図 8-2**）。携帯用の酸
素ボンベには，デマンドバルブとよばれる，吸気時にのみ酸素が流れる
ようにする装置が装着されていることが多い。デマンドバルブを使用す
ることにより，ボンベの酸素消費量を節約することができる。ただし，
デマンドバルブは鼻からの吸気を感知して呼吸に同調させるため，口呼
吸をしていると感知しないことがある。デマンドバルブを使用する際は，
鼻でしっかり呼吸でき，バルブが作動することを確認する必要がある。

c）対象者の看護

　酸素濃縮器は，療養者が生活する動線を考慮したうえで，ガスコンロ
やストーブなどの火気がない場所，直射日光の当たらない場所に設置す

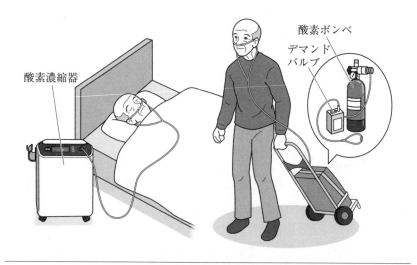

図 8-2　酸素濃縮器（左）／酸素ボンベとデマンドバルブ（右）

る。また，療養者が鼻カニューレなどの管で転倒することのないよう，
室内の環境を整備する。

　療養者と家族には，在宅酸素療法を必要とする病状であること，酸素
吸入により得られる効果，使用する機器の操作方法，フィルターや鼻カ
ニューレなどの管理方法について説明する。酸素吸入中の喫煙は実際に
火傷や火災の原因となった事例があるため，禁煙を促す。

　酸素の流量については，安静時・労作時など，医師の指示する範囲内
でのみ調整可能であることを伝える。COPD など慢性的に二酸化炭素
（CO_2）の蓄積しやすい病態の場合には，過剰な酸素吸入により呼吸抑
制が起こり，CO_2 ナルコーシスを起こす危険性もあることに理解を得
る。CO_2 ナルコーシスは体内に CO_2 が蓄積することで呼吸性アシドー
シスや意識障害を呈し，バックバルブマスクや人工呼吸器を用いた強制
換気によって CO_2 を排出する必要が生じる状態である。

　訪問看護では，定期的に療養者の体調を確認し，疾患の増悪や気道感
染の兆候などを早期に発見し対応する。また，口すぼめ呼吸や腹式呼吸
など，呼吸苦の緩和や呼吸機能を維持するための呼吸法の習得を支援す
る。療養者の心身の機能や介護者の負担を考慮したうえで，体温や咳・
痰などの呼吸症状の有無，日々の体調を記録する習慣をもってもらうこ
とも，セルフケア能力の向上につながる。

（2）人工呼吸療法
a）人工呼吸療法とは

　在宅人工呼吸療法（home mechanical ventilation：HMV）とは，人
工呼吸器を用いた呼吸管理を在宅療養の場で行うものである。

　人工呼吸療法を必要とする呼吸障害の原因となる疾患には，筋萎縮性
側索硬化症（amyotrophic lateral sclerosis：ALS）などの神経筋疾患，

外傷などによる脊髄損傷，慢性閉塞性肺疾患などの呼吸器疾患，睡眠時無呼吸症候群などがある。

b) 人工呼吸療法の種類

人工呼吸療法には，マスクを装着して行う非侵襲的陽圧人工呼吸（non-invasive positive pressure ventilation：NPPV）と，気管挿管のチューブや気管切開カニューレに人工呼吸器の回路を装着して行う侵襲的陽圧人工呼吸（invasive positive pressure ventilation：IPPV）がある。IPPV の場合，在宅では気管切開下陽圧人工呼吸（tracheostomy positive pressure ventilation：TPPV）が行われており，呼吸障害の進行により NPPV から入院を経て TPPV に移行する場合もある。

c) 在宅人工呼吸療法に必要な機器

HMV では，人工呼吸器本体のほか，本体と療養者をつなぐ回路，電源アダプター，外出時や非常時用のバッテリー，TPPV では人工鼻または加温加湿器と精製水，バッグバルブマスク（アンビューバッグ）などを準備する。また，痰などの吸引が必要な場合には吸引器と吸引カテーテル，喀痰に支援が必要な場合には排痰補助装置（カフアシスト）を使用する。

d) 対象者の看護

NPPV や TPPV の導入にあたっては，事前に十分な病状説明が行われ，導入のメリットとデメリットを療養者や家族がどのように認識するかを確認し，導入後の療養生活をどのように構築するか，理解と納得に基づいた意思決定支援と支援体制の調整が欠かせない。

NPPV の導入は通常病院で行われ，療養者の状態に合った機器の設定が行われるほか，療養者や家族に対してマスクの装着方法や機器の操作方法，物品管理の方法，異常時の対応方法などについて指導がある。

訪問看護では，療養者の自宅の環境や支援体制について調整・確認を

行う。医師の指示や退院時までの指導内容に沿って機器を装着できているか，装着中のバイタルサインや呼吸苦の有無，リークやマスクによる皮膚トラブルの有無，体調や生活の変化などを観察し，対応していく。

　病状の変化により呼吸器の設定を変えていく必要があるため，訪問看護師が観察しアセスメントした内容は医師と共有し，できるだけ苦痛なく効果的にNPPVを継続できるよう支援する。

　NPPVからの移行を含め，TPPVの導入は気管切開により療養者が発声困難になるため，呼吸障害だけでなくコミュニケーションの障害に対する支援も必要となる。コミュニケーションの支援には，療養者の視線を読み取る透明文字盤や，携帯用会話補助装置，重度障害者用意思伝達装置などの機器がある。

　TPPVは生命の維持に直結しており，24時間安全に管理できる体制が欠かせない。療養者のケアに携わる家族や介護職など，医療職以外の支援者も基本的なアラームへの対応や緊急時の対応ができるよう支援していく必要がある。介護が長期化するなかでは，保健師や行政などと連携し，吸引などに対応できるヘルパーの派遣や，家族のレスパイトを目的とした入院など，地域の障害福祉サービスや医療資源を活用した支援体制を構築する。

3. 栄養に関する医療管理

　食べること，それにより栄養を摂取することは人間が生命を維持するうえで欠かせない行為であり，QOLにも大きく影響する。栄養摂取のために医療管理を必要とする療養者が，身体状況に合った適切な量の栄養や水分を，安全な方法で摂取できるよう支援していく。

（1）経管栄養法

a）経管栄養法とは

　経管栄養法とは，嚥下障害や摂食機能の低下により食物が口から摂取できない場合に，胃や小腸まで細いチューブを挿入し，流動食を投与する栄養管理法をいう。

　嚥下障害や摂食機能の低下は，脳梗塞後遺症などによる機能的な要因によって起こる場合と，口腔内の炎症やがんなどによる器質的要因によって起こる場合がある。

　経管栄養法は管を通して栄養を摂取することができるが，唾液の誤嚥を防ぐことはできないため，誤嚥性肺炎のリスクは残る。また，経管栄養法の合併症には胃食道逆流や嘔吐があり，その誤嚥による肺炎を繰り返す場合もある。嘔気・嘔吐や下痢，腹満感などの消化器症状を予防するためには，できるだけ座位に近い姿勢を保持して適切な速度で注入し，注入後は30分以上座位を保つようにする。胃食道逆流や嘔吐を起こしやすい場合には，栄養剤を液体から半固形の製剤に変更する，注入前に胃の中の空気を抜く，先に水分を投与し腸蠕動を促してから栄養剤を注入するといった対応がある。便秘も注入時の腹満感を増強させ，嘔気・嘔吐の要因となるため，排便状況を確認し，排便コントロールを図る。

b）経管栄養法の種類

　経管栄養法には，鼻からチューブを胃または十二指腸に挿入する経鼻経管栄養法（鼻腔栄養）と，直接チューブを胃内または小腸内に挿入する経皮経管栄養法（胃瘻，腸瘻）がある。

c）経管栄養法に必要な物品

　栄養剤を入れるイルリガートルとよばれるボトルと，薬剤の注入やチューブ内に残った栄養剤などを流す水を注入するためのシリンジ（カ

テーテルチップ）が必要となる。

　経腸栄養剤は保険が適用される医薬品タイプと，自費で購入する食品タイプがあり，栄養剤には液体の製剤と半固形の製剤がある。また，栄養剤の入ったプラスチック製のバッグを直接チューブにつないで注入でき，栄養剤をボトルに移す必要のない RTH（ready to hang）製剤も増えている。

（2）経鼻経管栄養法
a）特徴

　経鼻経管栄養法は手術の必要がないため，療養者が在宅や施設から移動することなく導入できる。抜去も簡単なため，一時的な栄養や水分の摂取方法として留置することも可能である。

　一方で，チューブを気管に誤挿入したり，チューブの留置中に食道から抜けかけていることに気づかず栄養剤を注入したりすることで，重大事故が発生するリスクがある。

b）対象者の看護

　経鼻経管栄養法に伴うチューブの誤挿入や抜去のリスクについて，療養者と家族が継続的に認識できるよう支援する。チューブの位置確認の方法を伝え，注入前には毎回確実に実施し，胃部での気泡音の聴取や胃内容物の逆流がないときは注入を行わず，医師や訪問看護師に連絡してもらうようにする。

　訪問看護では，発熱の有無や痰の量や色，肺音の聴取などにより肺炎兆候がないかなどについてアセスメントする。また，チューブの固定やつまりの有無を確認し，固定部位の皮膚の観察とケアを行う。

（3）胃瘻

a）特徴

　胃瘻は，経皮内視鏡的胃瘻造設術（percutaneous endoscopic gastrostomy：PEG）により胃に瘻孔をつくり，カテーテルを留置するものであり，胃瘻孔自体を PEG とよぶことが多い。造設には入院が必要であり，身体状況により造設できない場合もある。

　胃瘻カテーテルにはボタン型とチューブ型があり，固定方法にはバンパー型とバルーン型がある。

　経鼻経管栄養法では咽頭部にチューブが通っているため経口摂取と併用しづらい面があるが，胃瘻の場合は咽頭に異物がないため経口摂取訓練を行いやすい。また，チューブからミキサー食などを注入する場合も，経鼻経管のチューブより径が太いため閉塞のリスクが低くなる。

b）対象者の看護

　医師の指示による注入量や注入速度に基づき，在宅での注入の手技や実施状況を確認する。実施時間や一日量の配分については，療養者と家族の生活リズムや介護環境をふまえ，医師と連携して調整する。

　経管栄養の開始当初に適切とされた注入量やカロリーは，その後の療養者の活動量によっては不足したり，逆に過剰となって腹満感や嘔気・嘔吐を起こしたりすることがある。療養者の症状や体重の変化をみながら，注入量やカロリー，栄養剤の形態などが現状と合っているか，主治医と連携して調整する。

　胃瘻カテーテルの留置状況や瘻孔周囲の皮膚トラブルの有無などを観察し，対応する。バルーン型では定期的に固定水を確認する。カテーテルが抜けてしまったときの対応を介護者などに指導しておく。

（4）在宅中心静脈栄養法

a) 在宅中心静脈栄養法とは

　在宅中心静脈栄養法（home parenteral nutrition：HPN）は，栄養・水分の補給のために用いられる中心静脈栄養法を在宅で行うものである。

　消化器のがんやクローン病などにより，経腸的な栄養摂取が困難な状態にある患者が対象となる。がん化学療法や，がん性疼痛を緩和する薬剤の投与が並行して行われることもある。

b) 在宅中心静脈栄養法の種類

　HPN に用いられるカテーテルには体外式と皮下埋め込み式があり，カテーテルの挿入や抜去は医療機関で行われる。皮下埋め込み式ポートでは穿刺針（ヒューバー針）を使用する。穿刺針は，看護師だけでなく手技を習得すれば療養者自身や家族でもはずしたり穿刺したりすることができる。ポートは体外式よりも感染リスクが低く，穿刺針をはずした状態で入浴できるなど管理しやすいため，在宅で多く利用されている。輸液の注入には通常輸液ポンプを使用し，輸液ポンプに適合した輸液ラインを使用する。

c) 対象者の看護

　HPN 導入時の療養者や家族への指導は基本的に医療機関で行われる。退院支援看護師などと連携し，指導内容と習得状況を共有し引き継ぐことで，タイムリーな退院につなげるようにする。

　訪問看護では，カテーテルの感染や閉塞，事故抜去などの予防に努め，療養者の状態と注入量が合っているか，痰の量や浮腫の有無などに注意する。輸液や輸液ポンプを専用の携帯バッグに収納して移動したり，一時的に輸液を止めて入浴や外出したりすることもできる（**図8-3**）。

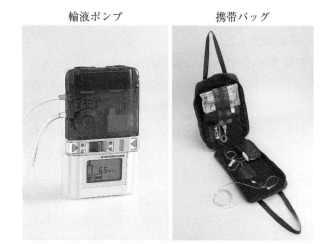

輸液ポンプ　　　　　　　　　携帯バッグ

図8-3　輸液ポンプ（カフティポンプ）と携帯バッグ
（エア・ウォーター社 https://www.awi.co.jp/ja/business/medical/care/hit.html）

4．排泄に関する医療管理

　排泄のトラブルは在宅療養者や介護者の日常生活に大きな負担がかかり，QOLや精神面にも多大な影響がある。排泄に関する医療器具は，できるだけ負担が少なく，トラブルを予防できる方法で管理する。

（1）尿道留置カテーテル
a）尿道留置カテーテルとは

　尿道留置カテーテルとは，尿道からカテーテルを挿入し，カテーテルが抜けないようにカテーテルの先端のバルーンをふくらませることで膀胱内に留置し，尿を排泄させるものである。

　尿閉や残尿のほか，褥瘡などの皮膚トラブルの悪化予防，排泄介助が困難な介護環境の場合などに適応となる。

b）尿道留置カテーテルに必要な物品

　カテーテルにはさまざまなサイズ，材質，形状があり，療養者の状況に応じて選択される。蓄尿袋にはカテーテルと蓄尿袋を接続して使う開放式と，カテーテルと蓄尿袋が一体となっているため感染リスクの低い閉鎖式のものがある。カテーテルに蓋付きのキャップ（DIBキャップなど）を直接装着し，蓋を開閉することで適宜トイレなどで尿を廃棄する方法もある。

c）対象者の看護

　尿道留置カテーテルは尿路感染症や閉塞，尿漏れ，交換時の出血といった合併症を起こしやすいため，できる限り抜去することが望ましい。留置中は感染症予防のため挿入部を清潔に保ち，カテーテルが引っ張られると痛みや出血が起こるため，下腹部や大腿にテープなどで固定しておく。蓄尿袋は逆流を防ぐため体よりも下方になるように設置し，閉塞予防のためには十分な飲水量と排尿量を維持する必要がある。

　訪問時は飲水量や尿量，尿の性状を確認し，感染や閉塞の兆候の有無，管によるスキントラブルや瘻孔の有無などを観察する。療養者や介護に携わる家族や介護職などにもケアの方法や観察ポイントを伝える。男性のカテーテルは基本的に医師が交換する。

（2）ストーマ（人工肛門・人工膀胱）
a）ストーマとは

　ストーマとはギリシャ語で「口」を意味し，消化管や尿路を人為的に対外に誘導して造設した開放孔をいう。便の排泄口を消化管ストーマ（人工肛門）といい，尿の排泄口を尿路ストーマ（人工膀胱）という[1]。また，ストーマの保有者をオストメイトという。

　消化器や泌尿器に発生した腫瘍や炎症性疾患，先天性疾患，外傷など

138

により，排泄経路を変更する必要のある場合に適用される。

b）ストーマに必要な物品

　便や尿をためるために，パウチとよばれる特殊な接着剤のついた袋を腹部に貼る。パウチには接着剤のついた面板と，袋が分かれるツーピース型，一体になっているワンピース型があり，総称して装具とよばれている。また，パウチの交換や皮膚のケア，漏れ防止のために使用するさまざまなアクセサリー（付属品）がある。

c）対象者の看護

　ストーマを造設した療養者が，できるだけパウチからの漏れや皮膚トラブルなどを起こさず，支障なく在宅生活を送れるよう支援する。

　訪問看護では，ストーマに対する療養者の受け止めや，療養者や介護者によるストーマケアの習熟度を確認する。排泄物の性状を観察し，スキントラブルの有無やパウチが適合しているかなどをアセスメントする。控えたほうがよい食品や，食事の形態，水分摂取量などについて助言し，入浴時の対応や外出時に携行する物品などについて助言する。

　トラブルへの対応ではストーマ外来に相談することも有効である。

5．褥瘡に関する医療管理

（1）褥瘡ケア

a）褥瘡とは

　褥瘡とは，一般には床ずれと言われており，日本褥瘡学会はその発生のメカニズムを「身体に加わった外力は骨と皮膚表層の間の軟部組織の血流を低下，あるいは停止させる。この状況が一定時間持続されると組織は不可逆的な阻血性障害に陥り褥瘡となる」としている[2]。

b）褥瘡のアセスメント

　褥瘡のアセスメントには，日本褥瘡学会が開発した DESIGN（2002

〈平成 14〉年）や DESIGN-R®（2008〈平成 20〉年）が用いられてきた
が，さらに 2020（令和 2）年に DESIGN-R®2020 として改定されてい
る。これらは，褥瘡の重症度を分類するとともに，治癒過程を数量化す
ることを目的に開発されたものである。

　DESIGN は depth（深さ），exudate（滲出液），size（大きさ），in-
flammation/infection（炎症／感染），granulation（肉芽組織），necro-
tic tissue（壊死組織），および末尾の pocket（ポケット）の 7 項目から
なる。DESIGN-R®の R は rating の意味で，各項目の重みづけをする
ことで，褥瘡の治癒過程を定量的に比較評価できるようになった。さら
に，急性褥瘡における「深部損傷褥瘡（deep tissue injury：DTI）疑
い」と「臨界的定着疑い」が項目として追加されたのが DESIGN-R®
2020 である。

　褥瘡に対する保険制度上の管理料を算定する際には，DESIGN など
のツールを用いた評価を定期的に実施することが要件とされている。

c) 褥瘡の治療とケア

　褥瘡が発生した際は，その原因をアセスメントし，早急に対応するこ
とが必要である。

　ベッドや車いすでの除圧の環境は適切か，必要であればより除圧効果
の高いマットやクッションを導入するとともに，リハビリテーションの
専門職などとも連携して日常生活でのポジショニングを工夫する。ま
た，1 日に摂取するカロリーや，タンパク質などから栄養状態をアセス
メントし，必要に応じて栄養補助食品などの活用を検討する。褥瘡発生
部位の皮膚が排泄物などで汚染されることを避け，清潔に保てるよう，
ケアマネジャーなどと連携し介護体制を調整する。

　褥瘡の保護や治療にはさまざまなタイプの創傷被覆・保護材や外用剤
があり，創に適したものを選択することが重要である。選択の際は，褥

瘡の深さだけでなく，滲出液の量や創の状態，経済性，介護力なども考慮する。

　表 8-1[3,4)]に米国褥瘡諮問委員会（American National Pressure Ulcer Advisory Panel：NPUAP）とヨーロッパ褥瘡諮問委員会（European Pressure Ulcer Advisory Panel：EPUAP）が 2009（平成 21）年に共同で発表した褥瘡の深達度分類と，カテゴリごとの褥瘡ケアの例を示す。

d) 対象者の看護

　褥瘡ケアの基本は，除圧とスキンケアと栄養管理の 3 つである。また，褥瘡の悪化や治癒の困難さにつながる，糖尿病や心不全，腎不全などの基礎疾患のコントロールも重要となる。褥瘡の治療・ケアには，個々の療養者の疾患の状態や療養環境，介護体制をふまえ，他職種と連携した多角的なアプローチが求められる。

（2）褥瘡の予防

　褥瘡は，そもそも発生させないことが重要である。褥瘡の発生リスクをブレーデンスケールや K 式スケール，OH スケールなどを用いてアセスメントし，リスクに対応した予防策を講じる。

　介護保険ではさまざまなマットをレンタルで利用できるため，療養者の状態に合ったものを選択し，適宜交換していく。家族介護者や介護職などと連携し，スキンケアと栄養状態の維持・向上を図り，褥瘡の予防に努める。

表 8-1　NPUAP/EPUAP による褥瘡の分類と，褥瘡ケアの例

褥瘡の分類	状態	褥瘡ケアの例
ステージ I ： 消退しない発赤	透明なプラスチック板を押し当てて，発赤が消えないことを確認する。消える場合は含めない。しかし消える発赤でも進行する場合があるので観察を続ける。	弱酸性の洗浄剤をよく泡立て，創と創周囲を広範囲に洗い，ぬるま湯でよく洗い流す。撥水クリームまたは透明なドレッシング材で保護し，摩擦や圧迫，排泄物での汚染による悪化を防ぐ。
ステージ II ： 部分欠損または水疱	まわりの皮膚とほとんど段差がなく，毛穴が見えることが多い。	洗浄後，患部が見える程度の透明フィルム材，または薄いドレッシング材を貼る。創の縮小や肉芽組織の形成を目的とする外用剤とガーゼで処置する場合もある。ガーゼを留めるテープは皮膚を引っ張らないように貼り，テープによる皮膚損傷を防ぐ。
ステージ III ： 全層皮膚欠損 （脂肪層の露出）	まわりの皮膚との間に段差があり，創底に柔らかい黄色の壊死組織が存在することが多い。	外用剤は，滲出液の量，感染の有無，壊死組織の有無によって選択される。感染のある創には基本的にドレッシング材は使用しない。
ステージ IV ： 全層組織欠損	まわりの皮膚との間に段差があり，中には創底に密着した黄色の壊死組織や，糸を引いたようにみえる壊死組織が見えることがある。	壊死組織に対しては，壊死組織の制御を目的とする外用剤を使用するほか，外科的な処置により壊死組織を除去することもある。外用剤は，滲出液の量，感染の有無，壊死組織の有無によって選択される。
分類不能： 皮膚または組織の 全層欠損 ─深さ不明	表面が壊死組織で覆われており，深達度が判定できない。	壊死組織に対しては，壊死組織の制御を目的とする外用剤を使用するほか，外科的な処置により壊死組織を除去することもある。
深部組織損傷疑い （suspected DTI）： ─深さ不明	限局性の紫色または栗色の皮膚変色または血疱。深達度は不明だが，皮膚軟部組織が損傷していると考えられる。	洗浄後，褥瘡の 2 倍程度の大きさのドレッシング材を貼る。患部が見える程度の透明フィルム材または薄いドレッシング材を選ぶ。皮膚を保護する目的の外用剤とガーゼで処置することもある。

（椎名美恵子監：ナースのためのやさしくわかる訪問看護. ナツメ社, pp.86-87, 2017 および日本褥瘡学会編：在宅褥瘡予防・治療ガイドブック（第 2 版）. 照林社, pp.22-23, 2012 を参考に筆者作表）

142

引用文献

1) 河原加代子, 他：系統看護学講座 統合分野 在宅看護論. p.246, 医学書院, 2017.
2) 日本褥瘡学会：科学的根拠に基づく褥瘡局所治療ガイドライン. p.112, 照林社, 2005.
3) 椎名美恵子監：ナースのためのやさしくわかる訪問看護. ナツメ社, 2017.
4) 日本褥瘡学会編：在宅褥瘡予防・治療ガイドブック（第2版）. 照林社, 2012.

参考文献

・河原加代子, 他：系統看護学講座 統合分野 在宅看護論. pp.232-289, 医学書院, 2017.
・原 礼子編著：プリンシプル 在宅看護学. pp.121-139・158-167, 医歯薬出版, 2015.
・東京訪問看護ステーション協議会編：在宅看護ビジュアルナーシング. 学研メディカル秀潤社, 2017.
・小林宏高：筋萎縮性側索硬化症患者のためのコミュニケーション機器. Jpn J Rehabil Med 55 (7)：564-572, 2018.
・日本褥瘡学会編：改定 DESIGN-R®2020 コンセンサス・ドキュメント. 照林社, 2020.

9 | 要介護高齢者に対する在宅看護

梶井文子

《目標＆ポイント》
要介護高齢者と家族の現状と特性をふまえ，訪問看護事例を交えながら在宅看護の展開や方法について学ぶ。
(1) 高齢者の特徴を理解する。
(2) 要介護高齢者を支える介護者の特徴を理解する。
(3) 要介護高齢者に対する訪問看護制度を理解する。
(4) 介護予防の重要性と介護予防のためのケア方法を理解する。
(5) 要介護高齢者に多い誤嚥性肺炎の予防のためのケア方法を理解する。
(6) 認知症高齢者とそのケア方法について理解する。
《キーワード》 要介護高齢者，認知症高齢者，介護
....

1. 高齢者の特徴

(1) 高齢者の年齢区分

高齢者の定義は，現在の医療制度区分では 65 歳以上を指し，65〜74歳を前期高齢者，75 歳以上を後期高齢者としている。しかし，日本老年学会・日本老年医学会からは，新たな高齢者の定義と区分として，65〜74 歳を准高齢者（pre-old），74〜89 歳を高齢者（old），90 歳以上を超高齢者（oldest-old, super-old）とする提言もされている。ここでは，一般的な 65 歳以上を高齢者として述べていく。

144

（2）高齢者の身体的，心理・社会的特徴と発達課題

　高齢者の特徴は，65歳から120歳代までの約60年という幅広い年代ゆえに，生きてきた時代や人生経験，生活習慣や生活様式もさまざまであることから，個人差と個体差が大きい。高齢者の最大の特徴は多様性である。

　加齢による心身・社会的な変化の特徴として，まず身体的変化は，加齢に伴う各臓器の機能低下がある。特に呼吸・循環・腎機能，視・聴覚，味覚などの感覚機能，咀嚼・嚥下機能，消化・吸収機能，運動機能，排泄機能の低下が著しい。精神的・心理的変化では，記憶力，認知機能の低下，老いの自覚，健康・役割・経済力・親しい人の喪失などさ

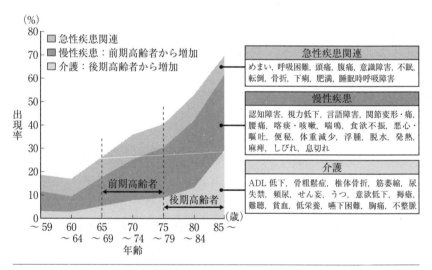

図 9-1　加齢による老年症候群の特徴
廃用症候群：筋萎縮，関節拘縮，褥瘡，便秘，失禁，認知機能障害（認知症），抑うつ，不眠，摂食・嚥下障害，廃用性骨萎縮（骨粗鬆症），心肺機能低下，起立性低血圧。
（鳥羽研二：介護施設の問題点．日本老年医学会雑誌 34（12）：981-986,1997 より引用改変．佐竹昭介，他：老年症候群．レジデント 5（5）：6-13,2012 より転載）

まざまな喪失体験を通じて孤独感や抑うつ気分をもちやすい。社会的変化では，人とのつながりが減少することによって，閉じこもりや孤立になる傾向がある。このように高齢者はさまざまな変化によって生活機能の低下が起こり，特に 75 歳以上の後期高齢者では容易に要介護状態や不健康状態に陥ることがある。この原因となる病態や症状の総称を老年症候群（**図 9-1**）[1,2]といい，生活の質（quality of life：QOL）の低下につながりやすい特徴がある。

　高齢者の発達課題は，老いに折り合いをつけさまざまな変化に適応しながら，人生全体の最後の時期を生きることであり，自分の人生を集大成していくという「統合」と，残された時間の短さを感じたり，自分の人生に納得感や満足感が得られていないなどの「絶望」が同時に存在する。

2．要介護高齢者を支える介護者の特徴

　2019（令和元）年の要介護者などからみたおもな介護者（**図 9-2**）[3]は，約 50％が同居しており，配偶者が約 24％，子が約 21％，子の配偶者が約 8％である。性別は 65％が女性であり，男女ともに介護者の年齢が 60 歳以上の「老老介護」が 70％以上である。

　また，要介護 4 では 45.8％，要介護 5 では 56.7％が，ほとんど終日介護を行っている[3]。家族の介護や看護を理由とした離職者数のうち，女性は全体の 75.8％を占めている[3]。2016（平成 28）年の介護者の悩みやストレスの有無では，「ある」が約 70％であり，男性 62％に比べ女性 72％と高くなっている[4]。介護者の悩みやストレスの原因（**図 9-3**）[4]は，男女ともに「家族の病気や介護」が 70％以上と高く，次いで「自分の病気や介護」が 30％前後であった。訪問看護では，療養者だけでなく，介護者の健康状態や介護負担感などの状況を把握し，共倒れにならないように予防的な支援が必要である。

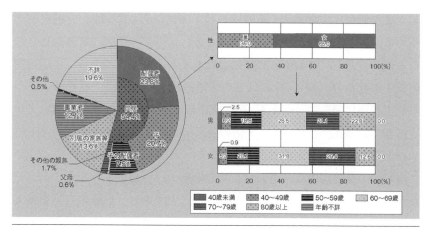

図 9-2　要介護者などからみたおもな介護者の続柄

資料：厚生労働省「国民生活基礎調査」（令和元年）

（注）四捨五入の関係で，足し合わせても 100％にならない場合がある。

（内閣府：高齢期の暮らしの動向　健康・福祉．令和 3 年版高齢社会白書，p.34，2021 より転載）

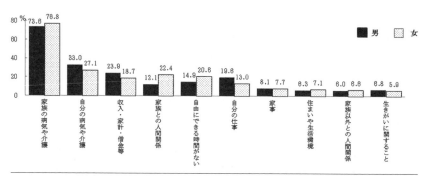

図 9-3　性別にみた同居のおもな介護者の悩みやストレスの原因の割合（複数回答）

注：熊本県を除いたものである。

（厚生労働省：平成 28 年国民生活基礎調査の概況．p.33，政策統括官付参事官付世帯統計室，2017．https://www.mhlw.go.jp/toukei/saikin/hw/k-tyosa/k-tyosa16/dl/16.pdf より転載）

3. 要介護高齢者に対する訪問看護制度

　65歳以上の高齢者は介護保険や医療保険から訪問看護を利用することができるが，その場合には介護保険が優先され，医療保険に基づく訪問看護は，原則として介護保険の非該当と判定された者が対象となる。

（1）介護保険による訪問看護

　65歳以上の高齢者は，介護保険制度の第1号被保険者であり，要介護認定を受け，要支援1・2，要介護1〜5に認定された者である。判定の度合いによる介護予防サービスプラン，介護サービスプランに沿って，医師の「訪問看護指示書」のもとで訪問看護サービスが利用できる。

（2）医療保険による訪問看護

　要介護認定未申請の者，要介護認定で非該当と判定された者で，かつ認知症以外の精神疾患の者，厚生労働大臣が定める者，あるいは特別訪問看護指示書の交付を受けた者（p.78 第5章図5-5参照）である。医師の「訪問看護指示書」のもとで，原則週3回以内の訪問であるが，先述の厚生労働大臣が定める者，あるいは特別訪問看護指示書の交付を受けた者に対しては，算定日数に制限がない。

4. 介護予防のためのケア方法

　訪問看護の対象者は，要支援1から要介護5までの幅広い健康状態を有している。介護予防や重症化予防のために，フレイルと関連のある多次元の領域（身体的側面ではサルコペニア，ロコモティブシンドローム，精神・心理的側面ではうつ，認知症，社会的側面では孤独，閉じこ

148

もり）の健康障害に対しても予防的な介入・支援が必要である。ここではフレイル，サルコペニア，ロコモティブシンドロームを中心に説明する。

（1）フレイル

フレイルとは，明確な学術的定義はないが，「加齢とともに，心身の日常生活機能（運動機能や認知機能など）が低下し，複数の慢性疾患の併存などの影響もあり，さらに生活機能が障害され，心身の脆弱化が出現した状態である。適切な介入・支援により，生活機能の維持・向上が可能な状態像」である。つまり要介護状態に至る前段階として位置づけられる（**図 9-4**）[5,6]。フレイルの診断（**表 9-1**）[6,7]では，体重減少，疲労感，活動性の低下，歩行速度の遅延，身体活動の低下の5項目のうち3項目以上が該当するとフレイル，1〜2項目であればプレフレイルとされる。

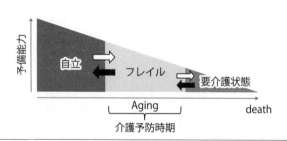

図 9-4　フレイルモデル
（葛谷雅文：老年医学における Sarcopenia & Frailty の重要性. 日本老年医学会雑誌 46：279-285, 2009 より改変引用. 葛谷雅文：超高齢社会におけるサルコペニアとフレイル. 日本内科学会雑誌 104〈12〉：2604, 2015 より一部転載）

表 9-1　フレイルの診断 (2020 年改定 日本版 CHS 基準〈J-CHS 基準〉)

項目	評価基準
体重減少	6 か月で, 2 kg 以上の (意図しない) 体重減少 (基本チェックリスト♯ 11)
筋力低下	握力：男性＜ 28 kg, 女性＜ 18 kg
疲労感	(ここ 2 週間) わけもなく疲れたような感じがする (基本チェックリスト♯ 25)
歩行速度	通常歩行速度＜ 1.0 m/秒
身体活動	①軽い運動・体操をしていますか？ ②定期的な運動・スポーツをしていますか？ 上記の 2 つのいずれも「週に 1 回もしていない」と回答

[判定基準]
3 項目以上に該当：フレイル, 1～2 項目に該当：プレフレイル, 該当なし：ロバスト (健常)
(Satake S, et al：The revised Japanese version of the Cardiovascular Health Study criteria 〈revised J-CHS criteria〉. Geriatr Gerontol Int 20 (10)：992-993, 2020.)
(日本語版：健康長寿教室テキスト作成委員会編：健康長寿教室テキスト 第 2 版. p.2, 国立長寿医療研究センター, 2020 より転載)

(2) サルコペニア

　サルコペニアとは，加齢に伴う全身の骨格筋量および骨格筋力の低下を特徴とする症候群である。日本人にはアジア人のサルコペニア診断基準 (**図 9-5**)[8,9]が適用される。おもに①筋肉量の減少，②筋力（握力）の低下，③歩行速度（身体機能）の低下の 3 つであるが，①と②または③のどちらかが該当するとサルコペニアと診断される。サルコペニアは，加齢以外の要因のない，原発性で廃用によるものと，炎症性疾患や低栄養状態などの要因のある二次性サルコペニアに分類される。

(3) ロコモティブシンドローム

　ロコモティブシンドローム（locomotive syndrome，ロコモ）とは，運動器の障害が日常生活に支障をきたし，介助・介護が必要な状態になっている，またはそうなるリスクが高い状態をいう。要介護高齢者の

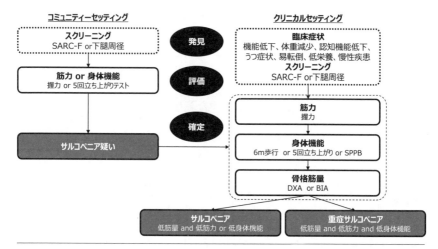

図 9-5　アジア人のサルコペニアの診断基準
(Chen LK, et al：Asian working group for sarcopenia：2019 consensus update on sarcopenia diagnosis and treatment. J Am Med Dir Assoc 21〈3〉：300-307.e2, 2020 より改変. 山田　実：サルコペニア新診断基準〈AWGS2019〉を踏まえた高齢者診療. 日本老年医学会雑誌 58〈2〉：178, 2021 より転載)

要介護となった原因の約 25％が運動器障害と言われる。運動器を構成する①骨，②軟骨と椎間板，③筋肉・靭帯・神経系の各要素の疾患として，骨粗鬆症，骨粗鬆症関連骨折，変形性膝関節症，変形性腰椎症，筋肉減少症 (サルコペニア)，神経障害などがある。これらの疼痛や機能低下が活動の制限や QOL の低下，要介護状態を引き起こす (**図 9-6**)[10]。

（4）介護予防とケア方法

　サルコペニアとロコモティブシンドローム (サルコ・ロコモ期) に共通する筋力低下，骨格筋の筋肉量の減少は，口腔機能低下や摂食機能低下 (オーラルフレイル期) とともに心身機能が低下することによって生じ，さらに摂食・嚥下障害や咀嚼機能不全を生じ，フレイル (虚弱さ)，

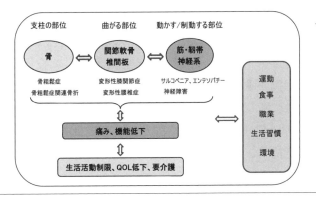

図9-6 ロコモティブシンドロームの構成要素

(中村耕三：ロコモティブシンドローム〈運動器症候群〉．日本老年医学会雑誌 49〈4〉：395, 2012 より転載)

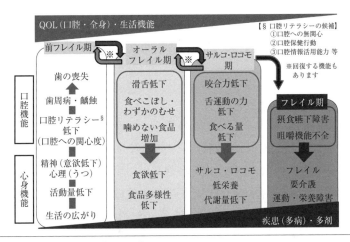

図9-7 高齢者の食から考える虚弱フロー

(飯島勝矢〈主任研究者〉：食〈栄養〉および口腔機能に着目した加齢症候群の概念の確立と介護予防〈虚弱化予防〉から要介護状態に至る口腔機能支援等の包括的対策の構築および検証を目的とした調査研究 事業実施報告書．平成26年度老人保健事業推進費等補助金 老人保健健康増進等事業, p.53, 2015 より転載)

要介護状態，運動・栄養障害へと悪化する（**図 9-7**）[11]。

　口腔・全身・生活機能の低下（フレイル）の予防並びに治療的方法として，筋肉タンパク質の合成に必要な十分な栄養（タンパク質，アミノ酸）摂取と運動が重要である。高齢者では 70 歳以上でタンパク質量の摂取量が急激に低下することから，サルコペニア，フレイル状態の高齢者にはタンパク質摂取が 1.2〜1.5g/kg/日程度は必要となる。運動では，筋肉に抵抗（レジスタンス）をかける動作と繰り返し行う運動が効果的である[12]（**図 9-8**）。また，口腔機能の低下の予防には，歯周病や歯の喪失の予防が大切である。オーラルフレイル対策や唾液分泌の促進を目的とした短時間でできる簡単な口腔体操（日本歯科医師会）として，「口・舌の動きをスムーズにする」「飲み込むパワーをつける」「噛むパワーをつける」「滑舌をよくする」「舌のパワーをつける」などの目的別の体操[13]を毎日の生活に取り入れるとよい。

5．要介護高齢者に多い誤嚥性肺炎の予防のための ケア方法

（1）誤嚥性肺炎のリスク

　2020（令和2）年の全死亡者数のうち，死因の5位は肺炎であるが，70 歳以上になると4位に上昇する。高齢者の肺炎は，おもに誤嚥性肺炎である。誤嚥とは，食物や水分が何らかの原因で気管や肺に入ってしまった状態である。誤嚥の原因は，喉頭の位置の下方定置により咽頭期に喉頭閉鎖が不完全になるため，食物が気道に流入しやすくなることや，脳血管疾患や脳神経系疾患，廃用症候群が生じることにより摂食・嚥下障害が二次障害として生じることによる。気管内に異物が入った場合には，むせて誤嚥物を喀出しようとする防衛反応が起こることを顕性誤嚥といい，むせや咳嗽などの反応がない場合を不顕性誤嚥という。

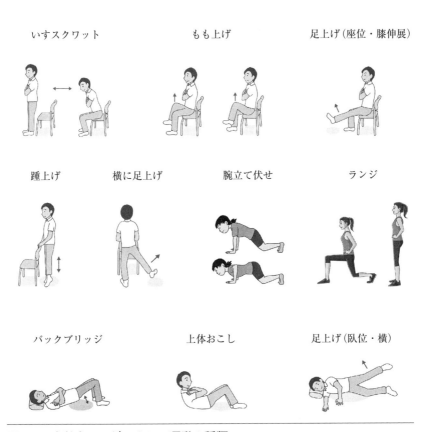

いすスクワット　　　もも上げ　　　足上げ（座位・膝伸展）

踵上げ　　　横に足上げ　　　腕立て伏せ　　　ランジ

バックブリッジ　　　上体おこし　　　足上げ（臥位・横）

図 9-8　高齢者のレジスタンス運動の種類

（2）高齢者の摂食・嚥下プロセスのアセスメントとケア方法

　摂食・嚥下障害をアセスメントするときには，摂食・嚥下プロセスの 5 期（先行期，準備期，口腔期，咽頭期，食道期）別に観察し，アセスメントをする（**表 9-2**）[14]。

表9-2　摂食・嚥下のプロセスの観察とアセスメント

摂食嚥下プロセス		観察のポイント	アセスメントのポイント	関連する支配神経と筋肉
先行期	姿勢や活動状態	・覚醒し意識が清明か ・食への関心，食欲があるか，視線の動き ・認知・理解力の状態 ・口腔内の清潔は保たれているか（歯垢，舌の汚れ，白苔の有無） ・体温，脈拍，血圧，呼吸数，呼吸のリズム，嚥下音，呼吸音（嚥下前後），酸素飽和度，痰の有無	・覚醒状態を確認することは誤嚥を予防するためにも重要である．特に起床直後や午睡の後には注意深く観察する必要がある ・姿勢を保持し食事をするためにはエネルギーを要するので，安楽な姿勢を保持し，体勢を整える必要がある ・食への関心では，精神的な問題がないか確認する	・視神経，嗅神経，聴神経 ・姿勢保持に関する筋群（座位姿勢を保つために作用する主な筋肉）は，脊柱起立筋，腹直筋，腹横筋，内外腹斜筋，大腰筋など
	食物の認知	・認知症や拒食，意識障害の有無 ・声掛けで食事に意識が向くか	・口唇にスプーンなどが触れて反射的に開口する場合は，食物の認知障害の可能性がある ・嗅覚が障害されていると食欲に結びつかないことがある ・その場（食事場面）の雰囲気，不適切な食具は捕食に影響を与える	
	捕食	・食具の使用が自力で可能か ・失効の有無，手を口元に運ぶ動作が可能か ・上肢の運動障害の有無		
準備期	口への取り込み	・口唇の運動，口唇閉鎖機能，流涎（よだれ）の有無 ・注意力（注意散漫はないか） ・誤嚥しやすい食べ方をしていないか	・口唇が閉じないと流涎がみられる ・食事をする環境が適切か，騒音はないか．テレビの音や音楽のボリューム，看護師の足音や人の出入りが頻回でないかなど，落ち着いて食べられる環境を整えることで，食事に注意を向ける	・顔面神経（開口，口輪筋，頬筋） ・三叉神経（軟口蓋挙上） ・舌咽神経（舌根部の感覚） ・舌下神経（舌尖の硬口蓋への密着） ・下顎神経（側頭筋，咬筋）
	咀嚼	・歯牙の欠損状況，義歯の適合状態 ・口腔粘膜の状況（潰瘍形成や痛みの有無） ・口唇の閉鎖と咀嚼の分離運動（協調運動）ができるか	・食事の前に，口腔内の清潔が保たれているか，唾液の分泌量の低下がないか，口臭はないかも確認する ・咀嚼・食塊形成の障害があると，丸飲みしなければならず，窒息につながる．また，食物の味もわからなくなる	・顔面神経（口唇・頬の運動，舌前2/3の味覚，顎下腺，舌下腺からの唾液分泌） ・三叉神経（咬筋，一般感覚） ・舌下神経（舌運動，舌筋群） ・下顎神経（側頭筋，内側翼突筋，外側翼突筋など）
	食塊形成の状態	・舌運動障害の有無 ・口からぼろぼろこぼれ出ていないか		
口腔期	咽頭への送り込み	・食物が歯と頬の間（口腔前庭）に落ち込んでいないか．嚥下の後に口腔内，舌や口蓋（硬口蓋や軟口蓋）の食物残渣の有無	・舌運動が悪いと送り込み障害が起こる．食物を奥舌まで送り込めない場合，奥舌に食物を入れれば咽頭へ送り込める場合，奥舌までは送り込めるが咽頭へ送り込めない場合などがある	・顔面神経（捕食，舌前2/3の領域の味覚，唾液分泌） ・三叉神経（捕食，咀嚼（咬筋）・口腔内感覚） ・舌咽神経（舌後1/3の領域の味覚，唾液分泌） ・舌下神経（舌運動，舌筋群） ・迷走神経
咽頭期	嚥下反射の誘発	・嚥下反射が起こっているか，弱くないか，遅れることはないか	・延髄の病変では球麻痺が起こり，咽頭の筋力低下，嚥下反射の遅延，咽頭閉鎖のタイミングのずれなどが生じる	・迷走神経（咽頭の運動） ・舌咽神経（唾液腺からの唾液分泌） ・上咽頭神経 ・舌骨下筋群，咽頭筋
	嚥下反射と気道の防御機構	・誤嚥やむせ，咳き込みの有無（誤嚥は声門より下の気道に食物が入る状態） ・食後の声の変化の有無	・仮性球麻痺では水分を誤嚥しやすくなる ・咽頭では，梨状陥凹（梨状窩）と咽頭喉頭蓋谷に食塊が残留しやすい ・「横向き嚥下」を行うと，咽頭ケアになる[13]	
食道期	食道通過	・食後に曖気（げっぷ）やむせが見られないか ・食べたものや胃液が逆流していないか（胃食道逆流の有無） ・脳血管疾患，神経筋疾患，食道疾患（食道裂孔ヘルニア，アカラシアなど）はないか	・左記の疾患や加齢などにより食道の蠕動不全が起こり，食道通過障害となる．胸のつかえや胸やけ，逆流感がある場合は専門医の受診を勧める	・迷走神経（食道の感覚神経（知覚）と運動神経）とアウエルバッハ神経叢 ・食道下部括約筋の弛緩と収縮

（堀内ふき，他編：ナーシング・グラフィカ 老年看護学② 高齢者看護の実践（第5版）．p.29-30，メディカ出版，2021 より転載）

　食事時の体位は，起座位が基本であるが，誤嚥のリスク状況に応じて30〜60°にヘッドアップし，少し顎を引く軽度頸部前屈位に促す。嚥下機能に合った食事内容，とろみ調整剤の利用や，必要時には自助具を活用する。食形態の決定には，主治医，歯科医師，言語聴覚士などと連携をとり嚥下機能検査を実施したうえで安全な食形態の食事を選択することが望ましい。食事前に口腔体操を行うことは，覚醒を促すだけでなく，摂食・嚥下機能の準備に重要である。食事中は，むせや咳込みなどがないか，バイタルサインの変化や疲労状態，食事時間を観察する。窒息予防のために，とろみ食を要するなどの嚥下機能が低下した病態や，食事中にむせや咳込みなどが多い場合には，吸引器などの準備をしておく。食事時間は30分以内を原則として，30分より長くかかるときには食事形態を再調整する必要がある。食後には口腔ケアを行い，30分間はヘッドアップした体位で誤嚥を予防する。

6．認知症高齢者とそのケア方法

　わが国における65歳以上の認知症の人の数は約600万人（2020年現在）と推計され，また80歳代後半になれば約30％以上が認知症であるとされる。2025年には約700万人（高齢者の約5人に1人）が認知症になると予測されている。認知症の程度をふまえた日常生活の自立の度合いを表す「認知症高齢者の日常生活自立度」は，9段階（Ⅰ，Ⅱ，Ⅱa，Ⅱb，Ⅲ，Ⅲa，Ⅲb，Ⅳ，M）あるが，そのうちⅡ以上の認知症高齢者は要介護高齢者のうち約60％であり，今後も増加すると予測されている。

（1）認知症のおもな種類
　認知症とは，脳の疾患や障害などさまざまな原因により，認知機能が

低下し，日常生活全般に支障が出てくる状態と定義される。認知症の原因疾患は，脳の変性（アルツハイマー型認知症，レビー小体型認知症，前頭側頭型認知症など），脳血管障害（脳梗塞，脳出血など），内分泌・代謝性（甲状腺機能低下症，ビタミンB_1欠乏症，肝性脳症，低酸素症など），中毒性（薬物，金属，有機化合物，アルコールなど），感染症（クロイツフェルト・ヤコブ病，肺炎，髄膜炎など），腫瘍（脳腫瘍，転移性腫瘍），外傷性（頭部外傷，慢性硬膜下血腫など），その他（正常圧水頭症，多発性硬化症など）がある。このうちアルツハイマー型認知症，血管性認知症，レビー小体型認知症，前頭側頭型認知症が四大認知症であり，その特徴を**表 9-3**[15)]に示す。

表 9-3　四大認知症の特徴

	アルツハイマー型認知症	血管性認知症	レビー小体型認知症	前頭側頭型認知症
初期症状	近時記憶障害，時間や場所がわからない（見当識障害），視空間認知障害，構成障害，病識の欠如	数分前から数日前についての物忘れ（近時記憶障害），時間や場所がわからない（見当識障害）	本人だけに見える幻（幻視），幻視に基づく妄想，抑うつ状態	人格の変化，社会生活における言動の変化
認知症の進行とともにみられる症状	失行，失認，失語などの認知機能障害，心身の状態や周りの人の関わり方によっては，物盗られ妄想，徘徊など	失行，失認，失語などの認知機能障害，手足の麻痺，抑うつ状態，心身の状態や周りの人の関わり方によっては，せん妄，物盗られ妄想，徘徊など	手の震えや小幅歩行，体が硬くなる，無表情，前屈姿勢，動作緩慢などのパーキンソン症状．1日の中での認知レベルの変動，睡眠中の夢に反応して動いたり声を上げたりするレム睡眠障害，記憶障害	常同・強迫行為，実行機能障害，感情鈍麻，無関心，甘い物の大食による肥満，周回
経過	緩やかに進行	脳梗塞などの脳血管疾患の再発に伴って段階的に進行	緩やかに進行するが，経過が早い場合もある	緩やかに進行
脳の変化	海馬の萎縮	梗塞などがみられる	海馬の萎縮が少ない	前頭葉・側頭葉に限局性の変性

（堀内ふき，他編：ナーシング・グラフィカ 老年看護学② 高齢者看護の実践〈第5版〉．p.210，メディカ出版，2021より転載）

（2）軽度認知障害

　日常生活全般に支障をきたすほどではないが，記憶障害などがみられ，認知症とも言えない状態を軽度認知障害（mild cognitive impairment：MCI）という。65 歳以上で約 20％が MCI と推定され，そのうち約半数は 5 年以内に認知症に移行すると言われている。運動などの予防的活動を開始すると認知症の進行を遅らせられるため，早期発見が重要である。

（3）認知症の症状

　中核症状と行動・心理症状（behavioral and psychological symptoms of dementia：BPSD）に分けられる（**図 9-9**）。中核症状は，認知症者が誰でも有する症状であるが，数分から数日前の近時の記憶障害や行動

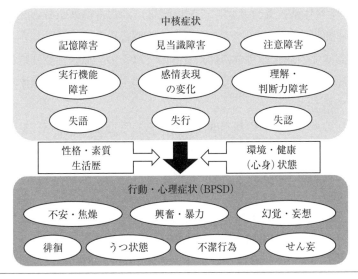

図 9-9　認知症の症状

したことをすべて忘れるというエピソード記憶の障害が多い。日時や季節，場所，人などがわからないという見当識障害も多くみられる。身体機能に問題はないが物品が使用できないことや行動できないなどの失行，顔の認識ができない失認，言葉を理解できない・言えないなどの失語，複雑な行動の見通しをたてて行動ができない実行機能障害，注意障害，状況や説明が理解できなくなる理解・判断力障害，感情表現が困難などの症状がある。中核症状に加え，性格・素質・生活歴や，周辺の環境や健康状態の悪化による影響によって，BPSDとして，不安・焦燥，うつ状態，せん妄，徘徊，興奮・暴力，不潔行為，幻覚・妄想が生じる。

（4）中核症状の治療と非薬物療法としてのケア

アルツハイマー型認知症の中核症状には，コリンエステラーゼ阻害薬（ドネペジル塩酸塩，ガランタミン臭化水素酸塩，リバスチグミン）とNMDA受容体拮抗薬（メマンチン塩酸塩）に改善効果がある。レビー小体型認知症には，ドネペジル塩酸塩のみ認められている。しかし，これらは認知症の進行を完全に抑えるものではない。血管性認知症には，脳血管障害の再発予防として高血圧症などの生活習慣病を治療することが重要である。

認知症の人へのケアの基本は，その人らしさを尊重するパーソンセンタードケアである。認知症の人の視点や立場に立って理解しようと努めること，得意なことやできること，保たれている機能をうまく使うことが重要である。BPSDに対しては，非薬物療法としてのケアを第一優先として，認知症の人が心地よく安心して生活できるような環境を整備する。ウォーキングや体操などの運動療法，時間や場所がわからないなどの見当識障害による不安を解消するために現実認識を深めるリアリティ・オリエンテーション，歌や簡単な楽器演奏などの音楽療法，過去

の思い出を回想する回想法，動物とふれあうアニマルセラピーも有効である。

　BPSD のコントロールがむずかしく，認知症の人と介護者の苦痛が強い場合は，抗精神病薬，抗うつ薬，漢方薬などを使用する場合がある。高齢者では副作用が生じやすく，生活能力が低下する可能性があるため，認知症の人の反応を注意深く観察しながら服薬管理を行う必要がある。

（5）地域包括ケアシステム内での認知症者と家族への医療・介護などの提供

　地域社会全体で認知症の人と家族を支えるために，地域包括支援センターや，かかりつけ医，看護師などの医療機関，認知症疾患医療センターなどが支援にかかわっている。**図 9-10**[16)] は各機関がどのように連携し，認知症の容態に応じて，相談先や医療・介護サービスをどこから受ければよいのかのイメージを示している。

　誰もが認知症になりうることから，認知症の発症を遅らせる「予防」と認知症になっても希望をもって日常生活を過ごせる「共生」の社会を住み慣れた地域のなかでつくっていくために，地域包括ケアシステムのなかで他職種とともに連携し，認知症の人の視点にたって，認知症の人や家族の意見をふまえて効果的な支援ができる訪問看護師の活躍が求められる。

160

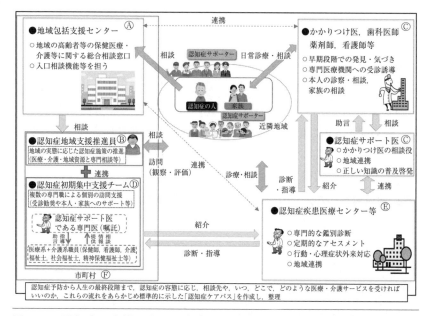

図 9-10　認知症の容態に応じた適時・適切な医療・介護等の提供
（認知症施策推進関係閣僚会議：認知症施策推進大綱．p.37，厚生労働省，2019．https://
www.mhlw.go.jp/content/000522832.pdf より転載）

引用文献

1) 鳥羽研二：介護施設の問題点．日本老年医学会雑誌 34（12）：981-986,1997

2) 佐竹昭介，他：老年症候群．レジデント 5（5）：6-13，2012．

3) 内閣府：高齢期の暮らしの動向　健康・福祉．令和 3 年版高齢社会白書，p.34，
2021．
https://www8.cao.go.jp/kourei/whitepaper/w-2021/zenbun/pdf/1s2s_02.pdf
（2022 年 2 月アクセス）

4) 厚生労働省：平成 28 年国民生活基礎調査の概況．p.33，政策統括官付参事官

付世帯統計室，2017.

https: //www. mhlw. go. jp/toukei/saikin/hw/k-tyosa/k-tyosa16/dl/16. pdf
（2022 年 2 月アクセス）

5）葛谷雅文：老年医学における Sarcopenia & Frailty の重要性．日本老年医学会雑誌 46：279-285,2009.

6）Satake S, et al：The revised Japanese version of the Cardiovascular Health Study criteria（revised J-CHS criteria）. Geriatr Gerontol Int 20（10）：992-993, 2020.

7）健康長寿教室テキスト作成委員会編：健康長寿教室テキスト　第 2 版．p.2，国立長寿医療研究センター，2020.

8）Chen LK, et al：Asian working group for sarcopenia：2019 consensus update on sarcopenia diagnosis and treatment. J Am Med Dir Assoc 21（3）：300-307. e2, 2020.

9）山田　実：サルコペニア新診断基準（AWGS2019）を踏まえた高齢者診療．日本老年医学会雑誌 58（2）：175-182, 2021.

10）中村耕三：ロコモティブシンドローム（運動器症候群）．日本老年医学会雑誌 49（4）：393-401, 2012.

11）飯島勝矢（主任研究者）：食（栄養）および口腔機能に着目した加齢症候群の概念の確立と介護予防（虚弱化予防）から要介護状態に至る口腔機能支援等の包括的対策の構築および検証を目的とした調査研究 事業実施報告書．平成 26 年度老人保健事業推進費等補助金老人保健健康増進等事業，p.53, 2015.

12）健康長寿ネット：レジスタンス運動の効果と方法．長寿科学振興財団，公開日：2016 年 7 月 25 日 08 時 00 分，更新日：2021 年 1 月 28 日 21 時 36 分．
https://www.tyojyu. or. jp/net/kenkou-tyoju/shintai-training/resistance. html
（2022 年 2 月アクセス）

13）日本歯科医師会：オーラル・フレイル予防のための口腔体操．
https://www.jda.or.jp/oral_flail/gymnastics/ （2022 年 2 月アクセス）
印刷用 PDF　https://www.jda.or.jp/oral_flail/gymnastics/pdf/print.pdf

14）堀内ふき，他編：ナーシング・グラフィカ 老年看護学② 高齢者看護の実践（第 5 版）．p.29-30，メディカ出版，2021.

15）堀内ふき，他編，前掲書，p.210.

16) 認知症施策推進関係閣僚会議：認知症施策推進大綱．p.37, 厚生労働省，2019.
https://www.mhlw.go.jp/content/000522832.pdf（2022 年 2 月アクセス）

参考文献

・木下由美子編：新版在宅看護論．医歯薬出版，2009.
・大内尉義シリーズ監修，鳥羽研二担当編集委員：日常診療に活かす老年病ガイドブック 1 老年症候群の診かた．メジカルビュー社，2005.
・島田裕之編：フレイルの予防とリハビリテーション．医歯薬出版，2015.
・堀内ふき編：ナーシング・グラフィカ 老年看護学① 高齢者の健康と障害（第 6 版）．メディカ出版，2021.
・堀内ふき（編）：ナーシング・グラフィカ 老年看護学② 高齢者看護の実践（第 5 版）．メディカ出版，2021.
・北川公子，他：系統看護学講座 老年看護学（第 9 版）．医学書院，2018.
・葛谷雅文，他編：新版栄養・運動で予防するサルコペニア—サルコペニア診療ガイドライン 2017 年度準拠．医歯薬出版，2018.

10 難病をもつ人に対する在宅看護

牛久保美津子

《**目標＆ポイント**》
(1) 難病の制度について理解する。
(2) 難病療養者を理解する。
(3) 難病ケア・療養支援について理解する。
(4) 難病を取り巻く現状について理解する。
《**キーワード**》 筋萎縮性側索硬化症，在宅療養支援体制，難病法

在宅療養者は近年ますます増加しており，訪問看護は，医療や介護依存度の高い人々への対応が求められている[1]。在宅療養支援における中重度な病状や障害の代表として，がん終末期や神経難病があげられる。

病院中心の医療から地域・在宅医療へとシフトが進められているが，そのことは，医療従事者に治療一辺倒の医療から生活を支える医療への意識改革が求められているということである。難病は，原因不明で確立した治療法がない病気であるため，もともと「治す医療」ではなく，「生活を支える医療」の実践が根幹にある。

1. 難病の理解

難病対策は，1972（昭和47）年の難病対策要綱にはじまり，徐々に制度の充実化が図られてきた。2015（平成27）年1月には，ついに難病の患者に対する医療等に関する法律（難病法）が施行されるに至った。難病患者は増加の一途をたどっており，公平性の観点から，医療費助成の対象疾患数のさらなる拡大と見直しの要望があがっていた。この

法律が制定されたことにより，施行前は医療費助成の対象（指定難病）は56疾患であったが，対象疾患は徐々に増えて2021（令和3）年11月には338疾患へと拡大し，医療費助成の制度が安定化された。加えて，難病の発症の機構，診断および治療法解明に関する調査・研究の推進，療養生活環境整備事業なども継続的・安定的な実施が可能となった[2]。

難病[2]とは，①発病の機構が明らかでなく，②治療方法が確立していない，③希少な疾病であって，④長期の療養を必要とするもの，と定義されている。これら難病のうち，さらに2つの条件（①患者数がわが国において一定の人数〈人口0.1%程度：約18万人〉に達しないこと，②客観的な診断基準〈またはそれに準ずるもの〉が確立していること）を満たすものは，指定難病として医療費助成の対象疾患となる（難病法制定前は，特定疾患と呼ばれていた）。特定医療費（指定難病）受給者証所持者数は年々増加している。**図10-1**に，受給者証所持者数の多い10疾患を記した。パーキンソン病が最も多く，次いで潰瘍性大腸炎が多い。また年齢層も幅広いが，75歳以上が最も多い。

2．難病療養者への支援

訪問看護がかかわる難病は幅広いが，本章では，筋神経系の難病，特に筋萎縮性側索硬化症（amyotrophic lateral sclerosis：ALS）に焦点を当てて解説する。ALSは運動神経が選択的に侵されることにより，あらゆる日常生活面に支障を及ぼし，かつ呼吸機能障害をも引き起こす。そのため療養生活上，複雑多様な問題を抱える難病中の難病である。ALSの看護ができればどんな疾患の看護もできると言われる疾患であり，高齢化に伴って患者数も年々増加している（**図10-2**）。

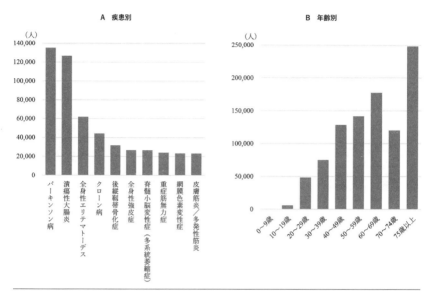

図10-1　特定医療費（指定難病）受給者証所持者数：疾患別および年齢別 （2019〈令和元〉年度）

（難病情報センター：特定医療費〈指定難病〉受給者証所持者数　令和元年度末現在　年齢階級・対象疾患別. https://www.nanbyou.or.jp/entry/5354 より筆者作図. Bは全指定難病受給者証所持者数を年齢階級別で示した）

（1）難病療養者の置かれている状況

　筋神経系難病の特徴は，病状進行である。難病療養者が置かれている状況について，診断告知から病状進行期について説明をする。

　診断告知は，療養者と家族にとっては，大きなショックを受けるつらい出来事である。多くの療養者は，「目の前が真っ暗になった」「頭のなかが真っ白になった」「奈落の底に突き落とされた」などの衝撃や絶望を語っている[3]。医療者が目にする患者の状況としては，診断告知の最中に，いたたまれなくなったようで退室してしまった，説明がほとんど頭に残っていないようだった，気管切開と非侵襲的陽圧換気療法（non-

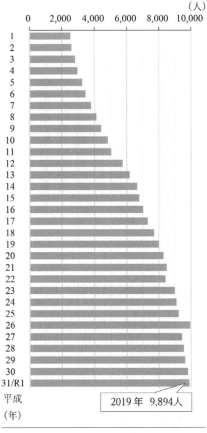

（人）

図 10-2 　全国の ALS の全国特定医療費（指定難病）受給者証所持者数の年次推移
（衛生行政報告例のデータより筆者作図）

invasive positive pressure ventilation：NPPV）の区別がつかないようだった，理解が乏しいと感じた，治療法はないと説明したのに「治る方法はあるのですよね」と質問があった，など混迷する状況がさまざまな発言や態度にあらわれている。

　診断技術は進歩しており，すぐに診断がつく場合が多くなってきてはいるが，診断が何年もつかない患者も少なくなく，患者・家族は，不安な日々を過ごしている。また，診断がついたときには，かなり病状が進んでいる場合もある。一方，入院精査により，診断確定がされた患者は，在院日数の短縮化により，告知を受けた翌日には退院となるなど，入院中に十分な心のケアを受けられない現状がある。

　さらに，近年では，外来で診断告知がされる場合も少なくない。病院によっては看護専門外来を設置するなど患者や家族の心のケアに対応しているところもあるが，病棟看護や外来看護の現状の体制では，難病患者に対する十分心のケアを提供することはむずかしい。そのた

め，地域の看護職である訪問看護師や保健所保健師は，病院看護職と連携をとり，告知時における療養者の反応を情報共有するなど療養者の置かれている状況を十分に理解してかかわる必要がある。

　ALS の生存期間は，診断から約 2〜3 年と言われているが，6 か月で死亡する療養者もいれば，人工呼吸器非装着者でも 7〜8 年間の療養を送る人もいる。また人工呼吸器装着により，10〜20 年以上も生存している療養者もいる。個別性が非常に高く予後は不確かである。病状進行のスピードでは，発症タイプが球麻痺型（嚥下障害や構音障害から発症するタイプ）の ALS は特に進行が速く，診断後は，病気を受け止める間もなく，次々と病状進行に追いまくられる。

　身体的には，四肢運動障害，嚥下障害，呼吸障害，構音障害などのさまざまな障害が引き起こされる。自分のできることがどんどん失われていくため，病状進行は喪失体験の連続とも言える。下肢運動障害では，杖，歩行器，車いす，そしてベッド上の生活へと障害が進み，上肢機能障害では，更衣ができなくなる，箸やスプーンが持てなくなり食事が自分で行えなくなる，電話が持てなくなる，パソコンが打てなくなる，おしりが拭けなくなるなど，日常生活への支障は大きい。嚥下障害では，やわらかいものへと食事の形態を変更したり，水分を含む食事にとろみをつけたりなどで対応するが，やがて胃瘻造設が必要な状態となる。特に生理的ニードである呼吸機能が障害されることほど恐ろしいことはない。療養者は，いくら吸っても空気が入ってこない，まるで陸でおぼれている感じ，首を真綿で絞められている感じなどと呼吸苦を表現する。また痰がうまく吐き出せないことも相当な苦しみである。

　ALS 療養者は，ろうそくのように自分の命の灯が消えていくと表現する。「1 日だって，昨日より良い日はない」「昨日できていたことが今日できなくなる」「今日できていたことが明日はできるのだろうか」「明

日，目が覚めたとき，起き上がることができるのだろうか」など，恐怖や不安を抱えている。病状進行の速さが速いほど，難病療養者の不安や恐怖，心の苦しみは増大する。次から次へと新たな病状に追いまくられる病状進行期にある療養者にとっては，病気の受け止めは非常に困難な課題である。

　病状進行により起こる心身へのいろいろな影響が，退職や離婚といった社会的な問題へと発展すると，経済面，家族介護力などへ影響が生じる。さらには，こんな病気を抱えてまでも生きる意味はあるのかといったスピリチュアルペインをも経験する。

　以上のように，難病療養者は，診断されたときから身体的苦痛，精神的苦痛，社会的苦痛，スピリチュアルペインを経験する。しかも，病状進行により，この四重苦は増幅し，悪化のスパイラルに陥る。こういった難病療養者の置かれている状況の理解をふまえて，全人的苦痛（トータルペイン）の考え方（**図 10-3**)[4]で苦痛緩和を図る（第 12 章「2. 在宅

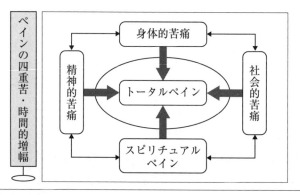

図 10-3　全人的苦痛（トータルペイン）
physical-psycho-social model
（牛久保美津子：神経難病療養者に対するトータルケアの創造と発展— ALS 療養者を中心に．日本難病看護学会誌 14（2）：98-104, 2009 より転載）

終末期における緩和ケア（1）緩和ケアの概念」〈p.196～200〉も参照）。

（2）難病療養者の家族への支援

　病いの体験は，本人も家族もはじめてのことが多く，理解はなかなかむずかしい。家族から「昨日までは動いていたのだから気のせいだ」「動かないせいだから，なまけていないで運動するように」「リハビリテーションをすれば治るだろうから」などの声かけがされたりする。一緒に暮らしている家族でも，病状進行の速さに，気持ちや理解がついていかないのである。やがて，介護負担が大きくなる。家族に，介護という役割が過重になると，これまでの家族内役割が果たせなくなり，家族全体が病的状態に陥る危険性がある。家族介護者が介護に呪縛された生活にならないよう，家族に対するケアは重要である。

　また，療養者をふびんに思うあまり，本人のできる行為さえも代わりにやってしまうという家族がいる。それが本人への愛情で，大切にしているあかしであると思う家族がいる。しかし，療養者本人にとって，これほどつらいことはない。できるところが少なくなってきても，できるところを尊重することが自尊心の維持につながる。自分のことが自分でできなくなることが増えると「役立たず」「家族や社会のお荷物になった」と感じることもある。できるところは自分でやってもらう，また残存能力を使って，できなくなったところをなるべく自分でやれるようにするなどのかかわりが望まれる。病気になってあらゆる機能が失われたとしても，人間としての価値や意味は今までとは何も変わらないと認識することが重要である。

3. 難病療養者の意思決定支援

　喪失体験は，それを補う方法を選択するという意思決定の連続である

と述べた。病状進行により，失われた機能や生活障害に対しては，医療処置や，社会資源活用で補っていく。医療処置としては，胃瘻造設，NPPV，気管切開，気管切開下陽圧換気療法（tracheostomy positive pressure ventilation：TPPV）などがある。

　栄養管理は重要である。栄養状態が改善すると，呼吸が楽になる，生命が延伸するなどの効果が明らかにされている。そのため，食べる時間が延長している場合や体重減少が認められる場合は，胃瘻造設術をすすめることが望ましい。また，呼吸機能の低下がある場合は胃瘻造設術の危険性が高まるため，まだ食べることは十分にできてはいても，呼吸機能（％FVC）注1 が50％以下になる前に胃瘻造設の意思決定ができることが望ましい。しかし，「体に穴をあけてまで長生きしたくない」「まだ食べられるから胃瘻は要らない」など，胃瘻造設を先延ばしにする療養者が多い。造設の受け入れまでには，十分な説明や時間とタイミングが重要である。延命のための医療処置というより，緩和のための医療処置という意味合いをもたせ，手遅れにならないよう，院内外の連携により，情報提供を含めた意思決定支援をすることが重要である。

　呼吸障害の医療処置に対する意思決定は，生死を分ける選択であり，究極の意思決定である。わが国では，気管切開下の人工呼吸器（TPPV）を一度つけるとはずせないため，本人や家族が十分な話し合いを重ね，双方が納得した意思決定ができるよう支援を行うことが重要である。しかし，それが間に合わず急性増悪となり，本人の意思を確認できないまま，TPPV装着となる場合もある。呼吸障害に対する医療処置については，早め早めに，本人の家族や身近な人や地域の支援者と協働して意思決定支援を行い，本人の意思を確認し共有することが重要である。ま

注1　％FVC（パーセント肺活量）とは，年齢，性別，身長から算出された予測肺活量（基準値）に対しての，実測の努力性肺活量の比率を示すもので，80％以上が正常値である。

た，いったん意思決定をしても，気持ちは揺れ動くのが当たり前であるため，療養経過の折りにふれて，意思の再確認を行う必要がある。

4. 在宅療養支援体制整備

　難病の在宅療養支援体制の特徴の一つに，保健所保健師のかかわりがある（**図 10-4**）。地域保健法により，保健所保健師が難病に専門的にかかわるよう位置づけられている[注2]。保健所は指定難病の申請窓口になっているため，申請時から支援を開始することが可能である。申請可能な患者に対しては，病院が難病の制度を説明し，保健所への申請につ

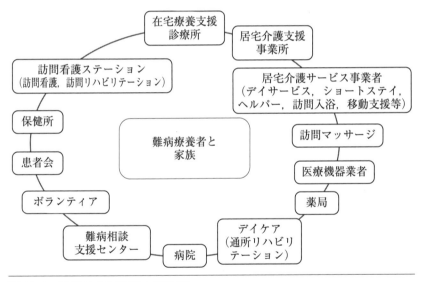

図 10-4　難病の在宅療養支援体制

[注2]　保健師の難病活動は，地域保健法により「治療方法が確立していない疾病，その他の特殊疾病により長期に療養を必要とするものの保健に関する事項」として提示されており，広域的かつ専門的技術支援を柱としている。

なげる必要がある。また，各都道府県の難病相談支援センターには難病相談支援員が配置されており，困難事例に対して直接的に療養者支援にたずさわるほか，支援者への支援を行うなど，幅広い活動を行っている。ピア・サポートを提供している地域もある。マッサージ師の介入は，身体的苦痛の緩和に効果的である。介護者の負担軽減のために，デイサービスやショートステイの利用も検討が望まれる。病状悪化した際は，いつでも入院ができるよう，病院と地域との連携は不可欠である。

療養支援体制整備は，なるべく早め早めに行うことが望ましい。やがて構音障害が重度化し，上肢機能障害から筆談もできなくなると，コミュニケーションをとるのが非常に困難になる。訪問看護など在宅サービスを利用することになっても，療養者本人の意思が容易に理解できない状態では，療養者と支援者側双方が大変な思いをする。そうならないように，本人のコミュニケーション機能が十分に保たれている時期から訪問看護など在宅サービスを利用してもらうことで，本人と信頼関係を築くことができ，言語的能力が低下してもわずかな顔の表情の変化などから意思を読みとることが可能となる。そのため，療養者本人も安心してケアが受けられ，訪問看護も他のサービス業者も支援がしやすくなる。しかしながら，サービス導入の受け入れには，「まだ家族だけで介護できるから訪問看護は要らない」など，消極的な態度を示す人が多い。「他人の世話にはなりたくない」「サービスを導入することは自分の病状悪化を認めることであり，自尊心が傷つく」など，いろいろな思いを抱えている。本人の心情に寄り添いながら，病院との連携を強化し，病状進行にタイミングよく対応できるよう，かかわる支援者の種類やサービス提供時間などを変化させながら支援を提供する必要がある（**図10-4, 10-5**）。

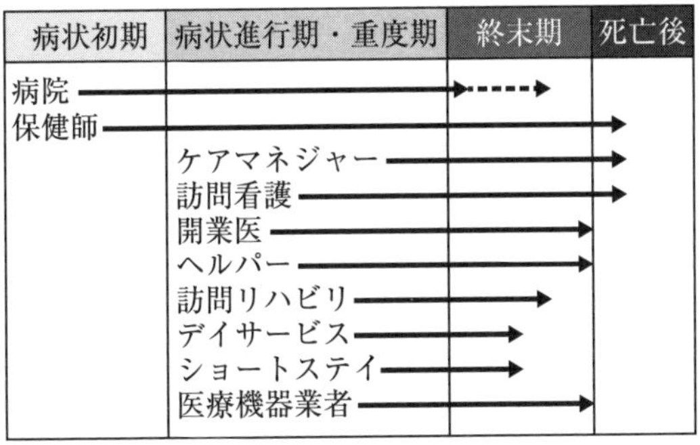

病状初期	病状進行期・重度期	終末期	死亡後
病院 ━━━━━━━━━━━━━━━━━━━┅┅┅➤			
保健師 ━━━━━━━━━━━━━━━━━━━━━━━━━━➤			
	ケアマネジャー ━━━━━━━━━━━━━━➤		
	訪問看護 ━━━━━━━━━━━━━━━━━➤		
	開業医 ━━━━━━━━━━━━━━➤		
	ヘルパー ━━━━━━━━━━━━━━➤		
	訪問リハビリ ━━━━━━━━━➤		
	デイサービス ━━━━━➤		
	ショートステイ ━━━━━➤		
	医療機器業者 ━━━━━━━━━➤		

図 10-5　病状進行による支援体制の変化

5．難病を取り巻く現状

　難病療養者の在宅療養環境改善や支援のために，さまざまな取り組み
がなされている。

（1）痰の定量低圧持続吸引器

　人工呼吸器装着者の頻回の痰の吸引は，介護者への大きな負担となっ
ている。これを解消するため，社会福祉士及び介護福祉士法が改正さ
れ，非医療職者が一定の研修を受けることにより痰の吸引ができるよう
になった。加えて，定量低圧持続吸引器（アモレ SU1）が製品化され
販売されている。これは，専用の気管カニューレのカフ下部に貯留する
唾液などの分泌物を，低圧で自動吸引する。使用経験者からは，昼夜の
吸引回数が減り，介護者の負担が軽減し，療養者本人も夜間よく眠れる
ようになったとの感想がきかれている。頻回の吸引が必要な人工呼吸器
装着の在宅療養の現場には，導入の検討が望まれる。

（2）排痰補助装置（器械的咳介助：MAC）

　呼吸筋の機能が減弱すると，咳払いができなくなり，痰を吐き出すことがむずかしくなる。また，夜中に痰が多くなると，療養者は眠れなくなり，窒息への恐怖心が増大し不安になる。こうしたことから，訪問看護では，日中にしっかりと排痰を促すケアが重要になる。

　気道クリアランス（気道浄化）のためにも，呼吸筋の疲労緩和のためにも，呼吸リハビリテーションは重要である。一方，2010（平成22）年より，3条件（①在宅療養をしていること，②神経筋難病，③人工呼吸器〈NPPVも可〉を使用していること）を満たせば，排痰補助装置（mechanically assisted coughing：MAC）の保険適用がされることになった。MACは，非侵襲的に排痰の補助を行う器械である。原理は気道に陽圧をかけて肺に空気を送り込んだあと，陰圧で吸引して息を吐き出させることで，気道内分泌物を除去するのを助ける。肺炎の予防になるとともに，深呼吸にもなることや胸郭を挙上し柔軟性の向上をもたらすなど，呼吸リハビリテーションとしても大きな意味をもつ。

（3）ALS への薬物療法の保険適用

　ALSの薬物療法には，進行を遅らせる内服薬リルゾール（リルテック®）がある。ALSの臨床試験は世界中で幅広く行われており，2015（平成27）年に，同じく進行を遅らせることに効果が期待できるエダラボン（ラジカット®）の静脈内点滴療法が保険適用となった。

（4）ロボットスーツ HAL® の実用化

　ロボットスーツHAL®は，身体機能の改善や補助，拡張ができる世界初のサイボーグ型ロボットである。身体に装着することで，身体の不自由な部分を補助したり，また，いつもよりも大きな力を出すことがで

きる。これまで立つことや歩くことをあきらめていた状態であっても，HAL®を装着することで自力立位や歩行が可能となった人が報告されている。近年，筋神経系難病療養者への実用化が進んでいる。

（5）呼吸苦の緩和

　難病における緩和医療や緩和ケアは未開拓である。しかし，呼吸苦の緩和については，微量のモルヒネ塩酸塩の投与が有効であることが実証されている。以前は保険適用外であったが，2011（平成 23）年，モルヒネ塩酸塩の内服・注射・外用製剤を ALS や，筋ジストロフィーの呼吸困難時の除痛に対して処方した場合，当該使用事例を審査上認めることが通達された。いまだ制約はあるものの，非がん疾患に対して，医療用麻薬の適用拡大化がされつつある。

6．難病の在宅療養支援制度

　難病は，医療保険，介護保険，障害者総合支援法，難病対策事業の 4 つの制度を組み合わせて療養支援体制を整備する。

（1）医療保険

　訪問診療，訪問看護，訪問リハビリテーションなどが利用される。

（2）介護保険

　65 歳以上，および 40〜64 歳の老化に起因して発症した 16 の特定疾病が原因となって介護が必要であると認定された場合に，介護保険サービスが利用できる。16 の特定疾病のうち，ALS，後縦靱帯骨化症，多系統萎縮症，進行性核上性麻痺，大脳皮質基底核変性症およびパーキンソン病などの難病が含まれている。しかしながら実際には，介護保険料

をおさめていない療養者がいるなど，支援上の困難事例が少なくない。

（3）障害者総合支援法

　障害者自立支援法が一部改正され，2013（平成25）年4月から障害者の日常生活及び社会生活を総合的に支援するための法律として，「障害者総合支援法」と名称変更がされた。これにより，障害の範囲の見直しが行われ，難病も障害福祉サービスなどの対象となった。難病のうち130疾患が対象となっている。

（4）難病対策事業

　医療費自己負担の軽減を受けられるほか，おもな支援内容を以下に説明する。

a）在宅人工呼吸器使用特定疾患患者訪問看護治療研究事業

　在宅人工呼吸器を使用している指定難病患者に対して診療報酬で定められた回数を超える訪問看護が必要な場合に，申請すれば十分な訪問看護サービスの提供が受けられる。この研究事業は，在宅療養の実態把握と訪問看護に関する研究を行うことを目的としている。

b）難病患者一時入院事業

　家族や介護者の負担を軽減するために，在宅療養中の難病患者が各都道府県の指定する病院に一時的に入院できる制度である。対象は，当該都道府県に住所があり，国が定める指定難病の対象患者のうち在宅療養中で，人工呼吸器装着や頻回な痰吸引などが常時必要で医療依存度が高いため，各種制度による施設利用がむずかしい患者である。入院期間や年間の利用回数が決められている場合もある。

c）在宅難病患者等療養生活用機器貸出事業

　意思伝達装置や吸引器などを貸し出して，購入前に試用や練習するこ

とを目的としている。おもな貸し出し機器は，携帯用会話補助装置（ボイスキャリーペチャラ），重度障害者用意思伝達装置（伝の心，TC スキャン，OriHime eye＋Switch など）など，痰の吸引器や吸引手技が練習できる吸引モデルである。

d）難病患者等居宅生活支援事業（市町村事業）

　患者の生活の質（quality of life：QOL）向上のために，療養生活支援を目的とした事業が求められ，地域における難病患者などの自立と社会参加の促進を図ることを目的に，1997（平成 9）年から市町村事業として始められた。具体的には，

　①難病患者等ホームヘルプサービス事業
　②難病患者等短期入所（ショートステイ）事業
　③難病患者等日常生活用具給付事業
　④難病患者等ホームヘルパー養成研修事業

である。

7．まとめ

　難病の在宅療養者は増加している。宇宙工学者のスティーヴン・ホーキング博士をはじめ，国内外には，ALS であっても自分らしく，QOL が高い生活を送る療養者は少なくない。制度は年々充実し，療養環境はまだまだ十分ではないが改善はされてきている。難病の施策やサービスは複雑であるが，療養者が活用できるように，看護職はこれらの知識を有する必要がある。複雑多様な問題を抱える難病療養者には，多職種協働により一人ひとりの療養支援体制を構築して，住み慣れた地域で自分らしい生活が安全安心に送れるような支援の提供が求められている。

引用文献

1) 日本看護協会，他：在宅療養者の急増・重度化・多様化・複雑化．訪問看護アクションプラン 2025，p.3，2015.
2) 難病情報センター：国の難病対策．https://www.nanbyou.or.jp/entry/3756（2022 年 1 月アクセス）
3) 「生きる力」編集委員会編：生きる力―神経難病 ALS 患者たちからのメッセージ．岩波書店，2006.
4) 牛久保美津子：神経難病療養者に対するトータルケアの創造と発展― ALS 療養者を中心に．日本難病看護学会誌 14（2）：98-104，2009.

参考文献

・川村佐和子監：ナーシングアプローチ 難病看護の基礎と実践―すべての看護の原点として．桐書房，2014.
・渡辺裕子監：医療依存度の高い人と家族のくらしを支える―難病を例に．家族看護を基盤とした 地域・在宅看護論（第 5 版），pp.259-274，日本看護協会出版会，2021.
・Bedlack RS, et al., ed.：Amyotrophic Lateral Sclerosis：A Patients Care Guide for Clinicians. Demons Medical Publishing, 2012.
・祖父江元専門編集，辻　省次総編集：すべてがわかる ALS（筋萎縮性側索硬化症）・運動ニューロン疾患．中山書店，2013.

11 | 精神障がい[*]のある人に対する在宅看護

萱間真美

《**目標＆ポイント**》
（1）精神科医療の歴史と訪問看護の役割を知る。
（2）精神科訪問看護の対象者の特徴を学ぶ。
（3）精神障がい者のリカバリー支援とストレングスモデルを学ぶ。
（4）精神障がいをもつ人の家族への支援について学ぶ。
《**キーワード**》 精神科訪問看護，リカバリー，ストレングスモデル，家族支援

1. 精神科医療の歴史と訪問看護の役割

　日本の精神科医療は，精神科病床への長期入院が特徴であった。精神障がいをもつ人の社会での居場所が得られないことにより，都市部から離れた場所にある病院で長期間過ごすことが少なくなかったのである。国は2004（平成16）年に「精神科医療の改革ビジョン」を提示して精神科医療の改革を行い，地域移行が可能な状態の人たちが地域で暮らすことを支援し，必要なときには効果的な急性期医療を提供する方針を示した。さらに，2017（平成29）年には「これからの精神保健医療福祉のあり方に関する検討会」で，精神障がいの有無や程度にかかわらず，誰もが地域の一員として安心して自分らしい暮らしをすることができる

＊「障害」は生来のものや，病気・事故などに起因するものであり，その人を表すときに“害”という否定的な文字を用いることは人権尊重の観点から望ましくないという考え方もあることから，本章では「障がい」というタイトルを用いています。文中の疾患名や症状には「障害」を用い，法律の引用などは法律名に準じます。

よう，医療，障害福祉・介護，住まい，社会参加（就労），地域の助け合い，教育が包括的に確保された「精神障害にも対応した地域包括ケアシステム」の構築を目指すことを新たな理念として明確にした。

　精神科訪問看護は，病院・診療所という医療機関から，および訪問看護ステーションからの2種の提供体制をもつ地域サービスである。歴史と制度，名称は双方で下記のように異なっている。

①医療機関

　医療機関から提供される精神科訪問看護（診療報酬制度における名称は精神科訪問看護・指導料）は，精神科を標榜している保険医療機関の精神科を担当している医師の指示を受けた，保険医療機関の保健師，看護師，准看護師，作業療法士または精神保健福祉士（以下，看護師など）が，患者・家族の自宅（患家）を訪問し，個別に患者またはその家族などに対して看護，社会復帰指導などを行った場合に算定できる。入院中から地域移行支援を行うために退院前訪問看護の提供も可能である。

②訪問看護ステーション

　訪問看護ステーションから提供される精神科訪問看護については，2012（平成24）年に身体疾患とは別に，医療保険において精神科訪問看護基本療養費が「精神疾患を有する者とその家族等」を対象に新設された。精神科医の指示に基づいて訪問が行われ，スタッフには1年以上の精神科看護の実務経験，または20時間以上の精神科訪問看護の研修を受けることなどが定められた。24時間対応体制や，週4回以上の特別管理，退院時の多職種と本人・家族によるカンファレンス（共同指導），重症者支援管理における医療機関との連携など，訪問看護の提供体制に対して算定できる加算も整備されている。2014（平成26）年から精神科訪問看護は給付制限の除外となり，65歳以上であっても，精神科訪問看護基本療養費の指示を受けた訪問看護は，介護保険の枠に含

まれないサービスとして継続することが可能となった。

　精神疾患をもつ人は，長期に薬物療法を受ける場合が多く，患者の高齢化に伴って身体疾患を合併することも多い。世界保健機関（World Health Organization：WHO）は，精神疾患をもつ人の余命がそうでない人と比べて約10年短いことを指摘した[1,2]。これは，精神疾患の症状によって身体管理が困難になる場合が多いことに加えて，精神疾患のある人が十分な救急医療を受けることができない場合があることも影響していると指摘されている[1]。精神科訪問看護では，こうした状況も念頭に置いて，普段の生活のなかで当事者が健康に過ごせるように支援することが求められる。精神疾患は慢性疾患であり，患者の高齢化も進んでいる。高齢者では，障害福祉サービスとともに，地域の高齢者サービスの資源を適切に利用できるよう，医療機関や地域との連携を適切に行うことが特に重要である。

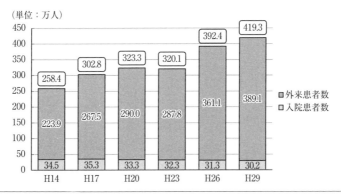

図11-1　精神疾患を有する総患者数の推移
※H23年の調査では宮城県の一部と福島県を除いている。厚生労働省「患者調査」より作成。
（日本能率協会総合研究所：精神障害にも対応した地域包括ケアシステム構築のための手引き〈2020年度版〉．p.5, 厚生労働省社会・援護局障害保健福祉部精神・障害保険課委託事業，2021より転載）

2．精神科訪問看護の対象者の特徴

　精神疾患を有する患者数は，2002（平成 14）年の 258.4 万人から2017（平成 29）年では 419.3 万人と大きく増加している（**図 11-1**）[3]。入院患者数は，2002 年の 34.5 万人から 2017 年には 30.2 万人と減少しており，入院患者で最も多いのは統合失調症，次に多いのは認知症（アルツハイマー病および血管性認知症など）である（**図 11-2**）[3]。国は，精神科の急性期の入院治療を 3 か月以内，長くとも 1 年を超えないことを目標に整備している。病床を退院した患者の行き先では，入院期間が1 年未満の場合は自宅に退院することが多く，精神科訪問看護を利用する可能性が高い（**図 11-3**）[3]。さらに，退院後 3 か月では 20％，1 年後には 36％の患者が再入院しており[4]，病床からの退院後も，切れ目のない支援が必要である。

　精神科訪問看護を利用する人のおもな疾患，症状と経過，治療について以下に述べる。

（1）統合失調症

　統合失調症のほとんどは 14 歳から 35 歳までの間に発症する。過半数は 20 歳以降の発症で，40 歳を過ぎて発症する場合は遅発性統合失調症，10 歳前後に発症した場合は児童統合失調症とされる。病因の一つとしてはストレス-脆弱性モデルがあり，遺伝性の要因に環境のストレス要因が複合的に関連することが知られている。症状としては思考障害（妄想など）によって統一性を欠いた滅裂な思考になる場合があること，幻聴を主とする幻覚（単数または複数の人が自分を批判したり，自分の考えが声になって聞こえるなど），意欲・行動の障がい（慢性的な能動性，自発性の低下），行動や表情・言葉（怯える，しかめる，笑うなど

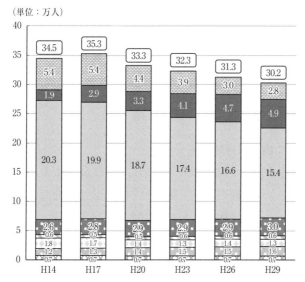

図 11-2　**精神疾患を有する入院患者数の疾患別内訳**

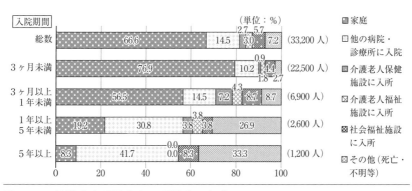

図 11-3　**精神病床退院患者の退院後の行先**

（日本能率協会総合研究所：精神障害にも対応した地域包括ケアシステム構築のための手引き〈2020 年度版〉．〈図 11-2：p.7, 図 11-3：p.9〉, 厚生労働省社会・援護局障害保健福祉部精神・障害保険課委託事業, 2021 より転載）

の場にそぐわない様子）などがみられる。治療は，抗精神病薬による薬物療法を中心として，作業療法，心理教育，認知行動療法などが並行して行われる。全身麻酔下により，けいれんを伴わない修正型電気けいれん療法（modified electro convulsive therapy：m-ECT)が行われる場合もある。

（2）気分障害（うつ病，双極性障害）

　気分と感情の変化が基本的な障がいであり，気分が高揚する躁状態と，気分が落ち込むうつ状態がある。躁状態とうつ状態を繰り返すものを双極性障害という。うつ状態のみを繰り返すものはうつ病とされる。双極性障害の発症のピークは 20 歳代後半で，中年期にも発症する。うつ病の発症は 20 歳代と 40～50 歳代にピークがみられる。女性のほうが男性と比較してうつ病にかかりやすいと言われる。遺伝的素因に状況的な要因が関与して，脳内で生物学的変化を引き起こすと言われている。うつ病の中核的な症状は，抑うつ気分（悲観的で虚しい，特に午前中に強い）と意欲の低下（何かをしたいという気持ちをもてず，体が動かない）である。そのほか，思考障害（躁状態では思考が速くなり，抑うつ状態では気分の落ち込みとともに否定的なことばかり考えて絶望的になり，集中が困難になる。また，抑うつ状態にはお金が全くないと感じる貧困妄想や，他者に迷惑をかけて申し訳ないという罪責感が強くなる場合がある），身体症状（睡眠障害，食欲低下，体重減少や頭痛，吐き気）などがみられる。治療は，抗うつ薬と気分安定薬を中心にした薬物療法，認知行動療法，心理教育，作業療法などが行われる。m-ECT が行われる場合もある。

（3）ストレス関連障害

　①不安感が持続し，緊張や集中困難，身体症状（疲労感，不眠，めまいなど）がみられる不安障害，②突然の激しい苦悶感（動悸，胸痛，窒息しそうな感じなどの全身症状）が起こり，死んでしまうのではないかという激しい恐怖感であるパニック発作を伴うパニック障害，③自分では不合理だとわかっていながら，ある考えが繰り返し浮かび，それを打ち消すために繰り返し行う強迫行為を伴う強迫性障害，④社会的な対人関係に対する恐怖である社交不安症などがある。治療は曝露療法，認知行動療法，抗不安薬などを用いた薬物療法，心理教育などが行われる。

（4）パーソナリティ障害

　その人特有の思考と行動の総体としての人格が，平均的な水準と比較して著しい偏りを示すために，社会との相互作用に支障をきたしたり，その人自身が苦痛を感じる状態がパーソナリティ障害とされる。①激しく揺れ動く不安定な感情と，依存と攻撃を繰り返し，自分を傷つける行為を衝動的に繰り返す境界性パーソナリティ障害，②妄想や猜疑心を中心とする統合失調性パーソナリティ障害，③自己愛性パーソナリティ障害，④回避性パーソナリティ障害などがある。不安や不眠などの症状に対処するための薬物療法，個人・集団を対象とした精神療法などが行われる。

（5）器質性精神障害

　代表的な障がいは認知症であり，アルツハイマー病，血管性認知症，レビー小体型認知症，前頭側頭型認知症（ピック病を含む），てんかん，内分泌・神経疾患などに伴う精神障がいなどがある。抗認知症薬，漢方薬，抗てんかん薬などを中心とした薬物療法が行われるが，環境調整や家族への心理教育などの役割が大きいことが特徴である。

（6）摂食障害

　拒食と過食という食行動の異常がおもな症状であり，思春期から青年期に発症するものが多い。患者の1割程度が男性とされる。近年では30歳代まで発症する過食が増加している。身体イメージの変化，すなわち太ることに対する恐怖があり，かつ実際に15％以上体重が減少することにより，内分泌障害や栄養不良が生じる。女性患者はその結果無月経が起こる。過食では自己嫌悪による慢性的な抑うつにより，自傷行為や自殺企図が起こることもある。嘔吐に伴って歯が溶けたり，指に吐きダコがみられることもある。個人・集団を対象とした精神療法，対症療法としての薬物療法，認知行動療法などが行われる。

（7）発達障害

　対人相互作用に障がいをもちやすい自閉症スペクトラム障害では，特定の事柄に対するこだわりとそれに基づく行動が特徴的であり，自閉症やアスペルガー障害が含まれる。知的障害を伴う場合もあるが，知的機能が標準より高い場合もみられる。不注意や多動，衝動性をおもな症状とする注意欠如・多動性障害は，学校や職場での支援が課題となっており，これらの障がいによって自宅への引きこもりが起こる場合もある。薬物療法は不眠や攻撃性などへの対症的な役割に限定され，環境調整や当事者への教育的支援などの役割が大きい。

（8）物質関連障害（依存症）

　精神作用をもつ物質，アルコールや薬物の使用によって引き起こされる障がいであり，ある物質の反復使用が有害なことがわかっても，その物質の使用をやめられない状態で，精神依存と身体依存がある。長期間の依存では深刻な身体疾患をもたらすことが多く，消化器や心臓，末梢

神経障害をもつ人も多い。器質的な精神障がいを起こすこともあり，振戦せん妄，幻聴や幻視，嫉妬妄想や被害妄想などがみられることもある。肝臓でのアルコール分解を阻害して不快な症状を起こさせる嫌酒薬や，飲酒量を減らすことを助ける飲酒量低減薬などが用いられる。物質を摂取しがちな時間帯に，仲間と語る時間をもち，対人関係によるサポートを得ることを目的に行われる自助グループ，家族への心理教育などの役割が大きい。

3. 精神障がい者のリカバリー支援とストレングスモデル

　精神科訪問看護の対象は多様な障がいをもち，多くが慢性の経過をたどる。入院治療を適宜効果的に用いながら，地域での暮らしを継続的に支えることを目的として構築されている「精神障害にも対応した地域包括ケアシステム」では，医療と福祉が協働して機能することが前提である。

　近年，「伴走型支援」と「問題解決型支援」という言葉が使われている。福祉サービスは伴走型で，医療サービスは問題解決型というような単純な意味もあるが，ケアの態度や考え方をわかりやすく示す言葉である。精神科訪問看護では，短期間での問題解決を目指すのではなく，長期間にわたる疾患の経過のなかで，当事者や家族によりそう伴走型支援を提供することになる。医療サービスでは，感染症や急性の疾患，術後ケアなどを念頭に，患者の生命を守り，起こりうる問題を事前に防ぐために，問題解決型支援である看護過程の考え方を用いて教育してきた。精神科訪問看護でも，症状が増悪する急性期に関与することはある。しかし，患者の回復に応じて，患者が自分自身の意思を表出できるように回復することを助ける段階と，患者の意思の実現を助ける段階を見分け，それぞれの時期に応じた支援モデルを切り替えて用いる，ハイブ

リッド型の支援を提供することが求められる。

　このような伴走型支援を考える際には，リカバリーとストレングスモデルについて学ぶことが必須である。

（1）リカバリー

　リカバリーとは，日本語で回復を指す。回復は病気や症状がなくなることではなく，病気や障がいをもちながら，かけがえのないその人の命を生き，社会で生活し，再起して自分の人生を歩むこと，それができるようになるプロセス全体を指す。プロセスが進んでいても，むずかしくても，その道のりにある人はすべてリカバリーしつつある。看護師は，当事者自身がリカバリーの目標を，自分の希望，夢，したいこととして言葉にすることから，リカバリーへの支援をはじめる。

（2）ストレングスモデル

　ストレングスモデルでは，専門家が判断する当事者の問題ではなく，当事者が望むことを言葉にして共有し，それに向かう際に当事者がもつ「ストレングス＝強み」に焦点を当てて支援を考える。さらに，支援は当事者との共同作業として進められることが特徴である。

　当事者の夢を知り，これまでの経験を語ってもらうためのツールとして，ストレングスマッピングシート（**図 11-4**）がある。このシートは支援者が当事者と対話をしながら作成する。記入は当事者本人でも，支援者でもよいが，本人が使った通りの表現で記載する。最初に「私のしたいこと，夢」の欄を当事者の表現の通りに記入する。次に，「これまでの出来事」の欄に，夢をもつようになったいきさつや出来事を語ってもらい，記載する。次に「夢の実現に役立つ経験」を語ってもらう。こんな仕事をしたことがある，資格をもっているなどの自慢をしてもらえ

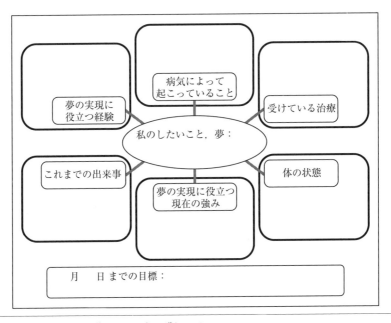

図 11-4　ストレングスマッピングシート

る機会になるとよい。「病気によって起こっていること」では，当事者が現在困っていること，つらいことなどを語ってもらう。「受けている治療」では，医療記録の情報と同一でも違っていても，当事者が説明を受け，理解している内容を語ってもらい，記載する。「体の状態」では，不調や薬物療法の副作用が語られる場合もあるが，現在最も困っていることが語られることが多い。「夢の実現に役立つ現在の強み」は，記載の総括と言える項目であり，当事者が自身の現状や力をどのようにとらえているかを記載する。原則として2週間の短期目標を記載するが，動きが少ない時期には3か月ごと，半年ごとなどの頻度で目標を設定してもよい。夢やしたいことを共有するための対話を行うことで，当事者の

リカバリーに向けて何を共にすればよいかを考えるきっかけとなり，当事者が望む方向での支援を考えるうえで効果的である。

4．精神障がいのある人の支援

精神科訪問看護の支援の基本はエンパワメントすることである。当事者・家族ができていることを保証し，強める姿勢をいう。精神症状をコントロールするための薬物療法の実施をサポートし，地域生活の継続を支えることは重要である。しかし，健康な生活を維持するための衣食住が，当事者が安心する形で整い，自らの居場所を得たと感じられるような生活があって初めて，当事者・家族は治療に継続して取り組むことが可能となる。

図 11-5 は，看護師へのインタビューを通して統合失調症をもつ精神科訪問看護の利用者に提供した 10 のケア項目[5]と，それを用いて分類した，ケアの実施率である[6]。直接ケアを提供したもので最も多かったのは「力づける支援（エンパワメント）」であった。指導やアセスメントのみのケア提供では，「こころのケア」と「からだのケア」が同程度で，「日常生活に関するケア」「人づきあいに関するケア」がそれに続いていた。精神障がい者においても高齢化は進み，身体の慢性疾患を合併する人の割合が多いことが知られている。抗精神病薬のほかに身体疾患に対する服薬治療を行っている人も多く，毎回の訪問看護で行われる血圧や体重測定は，身体管理の一部として当事者も重視し，結果をふまえて日常生活の相談に乗ることも多い。日常生活，すなわち衣食住に関するセルフケアには，当事者の精神状態が直接的に反映される。呼吸，飲水，食事，排泄，保清，休息といった日々の営みについては，精神症状を直接的に尋ねるよりも緊張が少なく，愚痴を含めて話しやすい。そのような話のなかに，当事者の精神的な緊張や，家族・近隣とのトラブル

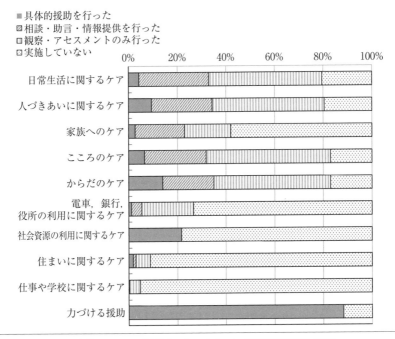

図 11-5　訪問看護において提供しているケア（訪問看護師回答）
2008 年 1〜10 月に退院し，訪問看護を開始・再開した統合失調症患者 132 名を対象
（萱間真美，他：精神科訪問看護のケア内容と効果に関する研究．伊藤順一郎〈主任研究
者〉，平成 21 年度厚生労働科学研究費補助金〈障害保健福祉総合研究事業〉「精神障害者の
退院促進と地域生活支援のための多職種によるサービス提供のあり方とその効果に関する
研究」，p.22，2011 より転載）

などが織り込まれて語られる。

　当事者の生活を支援者の価値に合わせて整えるために一方的な指導を
するのでなく，どんなことが症状悪化の引き金になるのか，これまで対
処してきたなかで効果的だったことなどを言語化し，当事者の生活上の
強み（ストレングス）を確かめることもできる。それらの強みをフィー
ドバックし，これからもきっと生活していけると思うことを伝えるの

が，エンパワメントである。訪問看護の終わりには，さまざまに話を聞いて開いた当事者の気持ちの扉をきちんと閉めて，次の訪問看護で会えるまで元気でいられると思うこと，お互いに頑張ろうと伝えて，当事者の暮らす家のドアを閉める。

引用文献

1) World Health Organization：Meeting Reports：Excess Mortality in Severe Mental Disorders. 2015
   https://www.who.int/mental_health/evidence/excess_mortality_meeting_report.pdf?ua=1（2022 年 1 月アクセス）
2) Laursen TM：Life expectancy among persons with schizophrenia or bipolar affective disorder. Schizophr Res 131（1-3）：101-104, 2011
3) 日本能率協会総合研究所：精神障害にも対応した地域包括ケアシステム構築のための手引き（2020 年度版）．厚生労働省社会・援護局障害保健福祉部精神・障害保険課委託事業，2021
   https://www.mhlw-houkatsucare-ikou.jp/guide/r02-cccsguideline-all.pdf（2022 年 1 月アクセス）
4) 厚生労働科学研究費補助金『精神科医療提供体制の機能強化を推進する政策研究』研究班：平成 29 年度，平成 30 年度 630 調査集計/平成 26 年度〜平成 29 年度 NDB 集計．国立精神・神経医療研究センターホームページ
   https://www.ncnp.go.jp/nimh/seisaku/data/（2022 年 1 月アクセス）
5) 瀬戸屋希，他：精神科訪問看護で提供されるケア内容―精神科訪問看護師へのインタビュー調査から．日本看護科学会誌 28（1）：41-51, 2008
6) 萱間真美，他：精神科訪問看護のケア内容と効果に関する研究．伊藤順一郎（主任研究者），平成 21 年度厚生労働科学研究費補助金（障害保健福祉総合研究事業）「精神障害者の退院促進と地域生活支援のための多職種によるサービス提供のあり方とその効果に関する研究」，2011

12 | 在宅看護における終末期ケア

福井小紀子

《**目標＆ポイント**》
(1) 在宅終末期にある療養者とその家族の現状と特性，在宅看護のポイント
　　を理解する。
(2) 在宅終末期ケアの実際を，全人的な緩和ケアの視点と病状の経過をふま
　　えて理解する。
(3) 在宅終末期ケアの重要な要素として，家族へのケアと多職種のチーム連
　　携の重要性を理解する。
《**キーワード**》　終末期，がん，非がん，緩和ケア，グリーフケア

　在宅終末期ケアに必要な要素として，以下をあげる。本章では，これ
らのことを看護師が援助していくための要素について述べる。

・期を逃さず在宅療養を開始する。

・医師，看護師はいつでも療養者からの連絡を受けられるような24時
　間連絡体制をとる。

・苦痛やそれ以外の不快な症状をコントロールする。

・インフォームド・コンセントに基づいて方針を決定する。

・時期の見計らい，死までの経過を療養者や家族に教育する（死の準備
　教育）。

・必要に応じて，ホームヘルパー，薬剤師，ボランティアなどとチーム
　を組み対応する。

1. 在宅終末期ケアとは

（1）在宅終末期ケアとは

　終末期にある在宅療養者を支援する方法が，在宅終末期ケアである。この時期は，療養者と家族双方にとって心身の苦痛や不安が高まる時期となる。そこで，身体，心理，社会，スピリチュアルな側面，すなわち全人的な痛みをとらえ，対応するかかわりが必要となる。

　また，在宅終末期ケアにおいては，病院と共通要素の多い終末期のケアに加え，在宅での看取りのケアも含まれてくる。さらに，療養者を看取ったあとの遺された家族へのグリーフケアもあわせて行うことも求められる。在宅終末期ケアと病院での終末期ケアを比較した場合のおもな相違点として，病院での看取りでは常に医師と看護師が療養者の側にいるが，在宅では看取り，すなわち呼吸停止の瞬間に立ち会うのは家族だけである場合が多いことである。このため，家族に対しては，最期を迎えるにあたってどのように病気が経過するか，最期をどう過ごすかなどの事前の説明や，療養者の状態の変化に応じた家族にできる対処法などを含む死の準備教育が重要となる。

　さらに，最期を迎えるタイミングでの死亡確認や遺体へのケアについても病院で行う方法と異なるため，死亡時の連絡先についての家族とケア提供者間での事前の確認や，葬儀や着替えの準備など，適切な対応が求められる。

（2）終末期の定義

　終末期ケアとは，定義者によって少しずつ変わる場合があるが，エンドオブライフケアやターミナルケアと概ね同義語ととらえられる。また，緩和ケアやホスピスケアというと，日本の制度上がん療養者に限定

して提供されるケアとなっていることから，がんの終末期というイメージが強いが，本来は以下の 世界保健機関（World Health Organization：WHO）の定義にみられるように，がんに限らずに全疾患に対する終末期に重点を置いて提供されるケアととらえることができ，終末期ケアとおおよそ同義語ととらえてよい。

> **「緩和ケア」の定義**（WHO, 1990）
> 　緩和ケアとは，生命を脅かす疾患による問題に直面している療養者とその家族に対して，疾患の早期より痛み，身体的問題，心理社会的問題，スピリチュアルな（実存的な・霊的な）問題に関してきちんとした評価を行い，それが障害とならないように予防したり対処したりすることで，クオリティ・オブ・ライフ（QOL：生活の質）を改善するためのアプローチである。

　終末期とは，一般的に「治癒を目指すことが困難であり，予後が概ね6か月以内と見込まれる時期」ととらえられるが，実際にはその療養者が終末期であると判断される時期は，医師であっても正確に予測することがむずかしい場合も多い。これは，個々のケースによって，病状の進行やそれに伴う生活への支障が大きく異なることが理由としてあげられる。しかしながら，ほぼすべての療養者において，身体機能の低下が生じ，それに伴って痛み，倦怠感，呼吸困難，食欲不振，嘔気・嘔吐などの複数の身体的症状が起こる時期となる。また，身体機能の低下に伴い，心理面の苦痛や，社会的な活動が制限されるなどの社会面への苦痛も生じる。さらに，療養者だけでなく，家族にも，このような療養者の状況を目の当たりにして，不安，恐怖，孤独感などが生じてくる。以上のことから，療養者と家族が抱える問題を全人的な苦痛ととらえてケア

をすることが必要となる。

2．在宅終末期における緩和ケア

（1）緩和ケアの概念

　在宅終末期ケアを行う際には，前述した WHO による緩和ケアの定義にみられるように，その対象は療養者とその家族となる。そして，緩和ケアでは，療養者と家族に対して，身体，心理，社会，霊的（スピリチュアル）な苦痛を全人的に評価し，予防や対処を行うことが求められる。

　在宅看護全体を考えると，在宅看護では生活を支えることを中心に置きながら，療養者が在宅で療養し続けられるように，予測的・予防的な対応を行うことが重視されるため，在宅終末期ケアの考え方と重なってくる。また，緩和ケアが QOL を改善するためのアプローチであるとされる点も，その療養者ごとに個別の価値観や生活スタイルを尊重していく在宅看護と一致すると言える。このように，療養者と家族に緩和ケアが十分に行われることにより，最期のときまで家で暮らし続けることができるように支えるのが，在宅における緩和ケアや終末期ケアであると考えるとよい。

　以上より，在宅終末期ケアに携わる看護師には，緩和ケアの理解は必須と言える。そこで，緩和ケアでとらえる全人的な苦痛について，さらに詳しく解説していく。

　全人的な苦痛（**図 12-1**）[1]は，トータルペインとも呼ばれ，身体的苦痛，心理的苦痛，社会的苦痛，霊的苦痛（スピリチュアルペイン）の 4 つの概念から構成される。そしてこれらの苦痛はそれぞれが影響しあうものだと考えられている。ここでは，それぞれの苦痛についての考え方を述べていく。

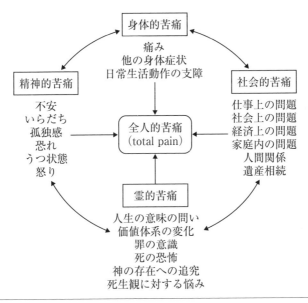

図 12-1　終末期の療養者の全人的な苦痛
（福井小紀子，他：看取りのケア①—終末期のケア．訪問看護と介護 12（11）：957，2007
より転載）

a）身体的苦痛

　身体的苦痛とは，身体的な痛みに加えて，倦怠感，呼吸困難，食欲不
振，不眠，嘔気・嘔吐などの身体的な症状により引き起こされる苦痛で
ある。身体的苦痛を緩和するためには，薬物治療を用いて対応すること
がおもな手段となる。加えて，酸素療法やドレーン類の留置などの医療
処置を用いたり，体位の工夫や生活上の環境整備や気分転換なども取り
入れたりして，療養者の安楽を図っていく。訪問看護師は，これらの医
療処置やケア法について家族などへの指導や管理を行うことになる。

　がん患者の場合，身体的な痛みのコントロールは，重要なケアの一つ
である。看護師は，痛みには体性痛，内臓痛，神経因性疼痛があり，医

師との連携のもとに，それぞれに応じた対応策を立てることが重要であ
ることを理解して念頭に置き，以下の痛みのアセスメント項目をもと
に，丁寧に療養者の痛みを把握する。

痛みのアセスメント項目
□苦痛の部位，程度・強さ，性質
□苦痛の変化とパターン，増悪因子と緩和因子
□苦痛による日常生活への影響
□全人的苦痛の考慮
□除痛に関する療養者の希望

　また，看護師は，WHOにより示された「鎮痛薬使用の基本四原則」[2)]
に沿って，疼痛管理を行っていくことが重要になる。

「鎮痛薬使用の基本四原則」（WHO, 2018）
1. 経口投与から始めること（by mouth）
2. 時間を決めて規則正しく投与すること（by the clock）
3. 療養者ごとに適量を決めること（for the individual）
4. そのうえで細かい配慮を行うこと（with attention to detail）

　オピオイド鎮痛薬を使用するときには，特に副作用（便秘，嘔気，嘔
吐，眠気）の出現と副作用への対策を含めて，療養者によく説明するこ
とが重要である。
　オピオイド鎮痛薬には，水薬，座薬，徐放錠，徐放顆粒，注射薬，貼
付剤などの剤形があるため，それぞれの特徴を知り，使用方法をよく理
解する。また，鎮痛補助薬として，非オピオイド，ステロイド薬，抗う

つ薬などを併用することもある。

　さらに，在宅でも入院医療と同じ種類の医療用麻薬製剤を使用することができるため，麻薬取扱者免許を取得している院外調剤薬局と連携して，麻薬を管理することになる。なお，療養者および家族が医療用麻薬小売業者（以下，医療用麻薬取扱い薬局）まで出向くことが困難な状況においては，医師や看護師は，療養者および家族の依頼を受けて，医療用麻薬取扱い薬局から医療用麻薬や向精神薬を受け取り，療養者宅まで運ぶことができることも理解して対応する。

b）心理的苦痛

　在宅で終末期を過ごす療養者と家族は，身体機能の低下に伴い，死が近づいているという不安や恐怖，怒りを感じる。これらの心理的反応を心理的な苦痛と理解する。心理的な苦痛の緩和には，不安や恐怖を傾聴し共感的態度で受け止めることが必要であるし，時には薬物療法が必要になる場合もある。薬物療法を用いる場合には，適切な服薬管理や薬物療法の効果の評価が看護師の役割であり，心理的な苦痛に対して訪問看護師は療養上の世話としても診療の補助としてもかかわる意義が大きい。

c）社会的苦痛

　身体機能の低下による行動範囲の縮小に伴い，社会からの孤立，孤独感や疎外感，家族関係における悩み，職場や地位の喪失に伴う経済的な問題など，社会的な苦痛は多岐にわたる。これらのケアには，ソーシャルワーカーやケアマネジャー（介護支援専門員）などもかかわるが，看護師においても，家族や職場の人々，療養者がこれまでもっていた人とのつながりを維持させるようにかかわることで，苦痛の緩和が図られることもある。このため，在宅終末期ケアでは，専門職以外のさまざまな人々がケアチームのメンバーであるという認識が必要と言える。

d) 霊的苦痛（スピリチュアルペイン）

　終末期にある療養者は，前述した身体・心理・社会的な苦痛が強くなるにつれて，自分の存在価値や存在意義がないのではないか，という自己の喪失感を抱くようになることが多い。これが霊的苦痛とよばれるものである。霊的苦痛は，実存的苦痛やスピリチュアルペインとも表現される。

　終末期には，身体機能が低下することにより，生活機能も低下し，人の力を借りる生活を余儀なくされる状態になる。すなわち，自力で入浴したりトイレに移動しての排泄ができなくなること，また，食事や更衣を他者からの介護を受けることでしかできなくなってくることなどである。このように，日常生活を送るための行動や自分らしい過ごし方が自分の意志や自分の力でできない状態になったときに，療養者は尊厳が保たれていないと感じ，「自分の存在意義はあるのか」，「こんな状態になっても生きている意味があるのか」というような苦悩を，霊的苦痛として抱くことになる。

　霊的苦痛に対するケアとして，療養者が，日常生活上の介護が必要な状態になっても，容貌が変わっても，家族の一員として大切な尊い存在であることは変わらないということを伝え，療養者を尊重することが大切になる。在宅では，療養者の霊的苦痛を和らげる存在として，ケア提供者とともに，家族や友人などのインフォーマルな支援者の役割が期待されることになる。

3．終末期の在宅療養の特徴

（1）疾患による終末期の経過の違い

　死に至る経過について，Lynn[3]は「がんモデル」「臓器不全モデル」「認知症・老衰モデル」の３つに分類している。がんでは最期の１〜２か月で急速に機能が低下すること，臓器不全では急性増悪を繰り返しなが

ら徐々に悪化し最期は突然死に至ること，老衰では機能が低下した状態が長く続くことが特徴とされている。このように，疾患により終末期の辿る経過が異なることを理解したうえで，療養者にかかわることが求められる。

（2）終末期前期，中期，後期の考え方

　前に述べたように，疾患によって辿る経過の速さや安定性などの特徴に違いはあるものの，終末期にはいずれのパターンにおいても，月，週，日と徐々に病状が進んでいくこととなる。看護師は，こうした療養者の病状の変化を，終末期前期（月単位），終末期中期（週単位），終末期後期（日単位，時間単位）のいずれの時期にあるのかを常に考えながら，療養者の心身の変化に対応し，家族に対してもタイムリーなかかわりやケアを行っていくことが重要となる。

　終末期前期（月単位）とは，ひと月ごとの大きな状態の変化はみられないものの，数か月先を考えた場合に，今の状態の維持がむずかしい時期と考える。終末期中期（週単位）は，2～3週間の単位を考えたときに今の状態が悪化することが見込まれる時期と考える。その後は，日単位で病状が進む終末期後期となるため，数日間の状態の変化にタイムリーに対応していくことが重要になる。特に，終末期後期にあたる日単位の時期には，在宅での看取りの場やどのように最期を迎えたいかについて，家族の意向を確認する時期となる。そして，最終的には看取りのときを迎えることとなる。

　なお，看護師は，亡くなるまでの病状の経過は人によって異なることを念頭に置きつつ，療養者と家族に対して，残された期間が少ないという現実を受け入れられるようにかかわり，かけがえのないときを後悔のないように，各時期に応じて，目標をもって援助し，旅立ちへの準備を

していくことが求められる。

（3）看取りまでの病状の経過（表 12-1）[4]

　ここに示す経過は，これまでに多くの人に起こってきたもので，全体像を前もって把握するための地図のようなものと考えていくとよい。また，1つの目的地に到達するために多くの道順があるように，人が亡くなるまでにはそれぞれが辿るさまざまな道のりがあることを理解することも重要である。人によって亡くなるまでの時間が数か月にわたることもあれば，数日しかないこともあるため，**表 12-1** に示す経過はあくまで目安としてとらえ，かかわっていくことが求められる。

a）終末期前期（月単位）

　残された時間が数か月と考えられる「終末期前期」において，療養者には，精神的苦痛，社会的苦痛，そして身体的苦痛が出てくる時期となる。療養者は，精神的苦痛として「治るのではないか」と常に心が揺れ動く時期であったり，死を受け止めきれずにつらい現実に傷つきやすい状態となる時期であることを理解する。このため，看護師は療養者との十分な会話を通して，療養者自身のつらさの表出を促すことが求められる。また，家族に対しても，看護師は療養者の気持ちに寄り添い，気持ちを受け止める存在となるように伝えるとともに，家族自身のつらさを受け止めて支える人の存在を探すことを伝えていく。

　療養者の社会的苦痛としては，徐々に自分を振り返り，今の自分がしておくべき大切なことを探したり，これから自分が亡くなったあとのことを考えるようになる時期となる。家族には，療養者がそのようなことを考える時期であることを説明し，「自分が死んだら」というような言葉を発するときは話をそらさずに聞くことや，療養者が元気なうちに遺言などにつながるような気持ちや思いを確かめておくとよいこと，そし

表 12-1　看取りまでの病状の経過のまとめ

時期	療養者さんの変化	家族へのアドバイス	この時期に行っておくこと
終末期前期（看取りまで6か月から数か月）	★精神的苦痛の表出 ○「治るのではないか」と常に心が揺れ動いている状態。 ○死を受けとめきれず、つらい現実に傷つきやすい状態。 ★社会的苦痛の表出 ○徐々に自分を振り返り、大切なことを探したり、これからのこと（自分が亡くなった後のこと、遺り残したことなど）を考えるようになる。 ★身体的苦痛に対して ○身体的苦痛は比較的安定する時期。薬での症状緩和が可能なため、安定した症状のもと日常生活を送ることができる。	→療養者さんの気持ちに寄り添うように接し、心を支えていきましょう。また、ご自分も辛いため、気持ちを受け止めてくれる支えとなる人を見つけましょう。 →「自分が死んだら」と言う時は、話をそらさずに聞きましょう。元気なうちに気持ちを確かめておくことが大切です。また、それが後に大切な言葉として残ります。 →この時期には自立した生活や通院が行えます。旅行や趣味など、本人の意志を尊重した生活を送りましょう。	・療養者さんとの十分な会話 ・自分自身の辛さの表出 ・財産整理 ・遺産相続 ・遺言 ・旅行や趣味の充実
終末期中期（看取りまで数週間）	★身体的苦痛の悪化 ○日常生活が制限される。食欲低下や倦怠感などが生じ、身の回りの世話が徐々に必要になってくる。 ★スピリチュアルペインの表出 ○日常生活の制限から、死が近いことを身体で感じてくる時期。喪失感、無価値感、罪責感を持ちやすくなる。	→医師や訪問看護師と相談したり、本ブックレットなどの冊子を参考しながら、生活の中にケアを組み込んでいきましょう。 →まずは、療養者さんの喪失感、無価値感、罪責感などの思いを話してもらい、受け止めましょう。 →それに伴う自分の辛い気持ちを誰かに表出し、抱え込まないようにしましょう。	・日常生活のケア ・症状のケア ・医療処置 ・スピリチュアルペインについての会話 ・自分自身に辛さの表出 ・療養者さんに最期の場所の希望を確認
終末期後期（看取りまで数日から数時間）	★状態の変化 ○意識レベルが低下し、会話がとりにくくなる。 ○食べ物や水分を飲み込みにくくなる。 ○眠っている時間が多くなる。 ○落ち着きがなく、おかしなことを言ったり、よく眠っていたりと意識が時間ごとに変化していく。 ○排泄に支障がでてくる（尿量の減少や便失禁）。 ○呼吸が不規則になり、10〜30秒間呼吸をしなくなる。 ○脈が触れにくくなる。 ○血圧が測りにくくなる。 ○手足が冷たく、紫色になる。	→左記の変化を観察し、心配であれば医師や看護師に相談しましょう。 →ここ数週間の介護疲れが蓄積する頃です。家族間で介護を交代し、休息の時間を取りましょう。 →看護師やヘルパーが毎日入ることも可能です。 →家族それぞれの心残りがないように、最後の場所や最後に呼ぶ人について家族間の意思を確認しましょう。 →緊急連絡先を確認しましょう。	・状態の観察 ・家族間の連携強化 ・訪問頻度の検討 ・親戚・知人への連絡 ・葬儀や着替えの準備 ・医師・看護師の緊急連絡先を確認
お別れ直前	★状態の更なる変化 ○徐々に家族の呼びかけに反応しなくなっていきます。 ○水から出された魚のように口だけで呼吸するようになり、徐々に呼吸の回数が減ってきます。	→最期までかけられた言葉は聞き取ることができます。安心して旅立てるように話しかけましょう →家族で最期を見守りましょう。	
お別れ	★亡くなったことを示すサイン ○身体をゆすっても、大声で呼びかけても反応がない。 ○脈が触れない。 ○呼吸が止まっている。 ○瞼が半分開く。目をあけてみると、瞳孔が大きく広がっている。 ○あごがゆるみ、口が半分開いてしまう。	→家族だけで最期を看取る場合は呼吸が止まった時刻を見ましょう。 →その後、医師に連絡し死亡の確認をしてもらいましょう。	・亡くなった時刻の確認（分からなかった場合は把握した時刻の確認） ・医師・看護師に連絡 ・死亡診断書を医師に依頼

（福井小紀子，他：看取りのケア②─終末期のケア．訪問看護と介護 12（12）：1041，2007 より転載）

て，療養者からの言葉がのちに大切な言葉として残ることを伝えていく。

療養者の身体的苦痛としては，この時期は，薬での症状緩和が可能なことが多く，比較的安定している時期である。このため，看護師は，療養者が家族や友人など親しい人と旅行や趣味が充実できるように，本人の意思を尊重した生活が送れるようにかかわっていくことが重要になる。

b）終末期中期（週単位）

残された時間が数週間と考えられる「終末期中期」は，療養者の身体的苦痛が悪化し，日常生活が制限され，食欲が低下し，倦怠感が強くなる時期となる。このため，家族には，身の回りの世話が徐々に必要となってくる時期であることを伝える。療養者の清潔や入浴，排泄時のケアや医療処置，つらい症状を和らげるケアを家族が行っていけるように，看護師はその具体的な方法について，ケアにあたる家族にやり方を直接伝えたり，書いた冊子などを活用したりして理解を促し，対応していけるようにかかわっていくことが必要になる。

また，この時期は，身体的苦痛の悪化に伴い，スピリチュアルペインの表出しやすい時期となる。療養者は，日常生活の制限から死が近いことを身体で感じてくる時期となり，喪失感，無価値感，罪責感をもちやすくなる。このため，看護師は療養者の喪失感，無価値感，罪責感などの思いを話してもらうようにかかわり，その思いを受け止めるようにする。そして，家族にも療養者がそのような状況であることを説明し，協力してもらうように伝える。また，家族自身に対してもつらい思いを誰かに表出し，抱え込まないようにしましょうと伝えていく。

c）終末期後期（日単位，時間単位）

残された時間が数日間と考えられる「終末期後期」は，具体的な身体上の変化が起こってくる。すなわち，療養者は意識レベルが低下し会話がとりにくくなる，食べ物や水分を飲み込みにくくなる，眠っている時

間が多くなる，落ち着きがなく，おかしなことを言ったり，よく眠って
いたりと意識が時間ごとに変化していく，尿量の減少や便失禁など排泄
に支障が出てくる，呼吸が不規則になり10〜30秒間呼吸をしなくなる，
脈が触れにくくなる，血圧が測りにくくなる，手足が冷たく紫色にな
る，といった目に見える変化が起こってきたら，あと数日で最期がくる
と考える。

　看護師は，療養者のこれらの状態の変化を観察しつつ，医師に報告す
るとともに，家族に対しても，この状態の変化とそれに伴う判断（あと
数日と考えられること）を丁寧に伝えていくことが必要になる。

　また，家族には，ここ数週間の介護疲れが蓄積するころとなるため，
家族間で介護を交代し，休息の時間をつくるようにはたらきかけるとと
もに，看護師やヘルパーが毎日入ることも可能であることを伝え，必要
に応じてケアマネジャーとともに調整していく。

　また，家族メンバーそれぞれの心残りがないように，最期を迎える場
所や臨終に付き添う人について家族間の意思を確認しつつ，最期のとき
の緊急連絡先を家族と確認していくことが重要になる。

d）臨死期

　終末期後期のうちの最終段階となる死亡直前の時期には，療養者の状
態のさらなる変化が起こり，徐々に家族の呼びかけに反応しなくなって
いき，水から出された魚のように口だけで呼吸するようになり，徐々に
呼吸の回数が減ってくる。このような療養者の状況をみて，家族は動揺
するが，看護師は落ち着いて，最期までかけられた言葉は聞き取ること
ができることを家族に伝え，家族に見守られるなかで療養者が安心して
旅立てるよう話しかけるように促していく。

　また，最期のときは，看護師やその他の医療介護者がいないなかでの
看取りになることも多いため，家族には，**表12-1**に示す亡くなったこ

とを示すサインについて，具体的に伝えておく。そして，家族だけで最期を看取る場合も十分にありうることから，その場合には，家族による死亡確認が必要になるため，呼吸が止まった時間をみておき，医師または看護師に連絡してもらうように，連絡先を明確に伝えておく。

e）死亡確認と死後のケア

　在宅における死亡確認については，療養者が亡くなる際（つまり死亡確認の際）に，医師が死の瞬間や直後に立ち会わない状況も生じるなど，療養者や主治医の個別の条件に合わせて，死亡確認の方法が異なってくる。一例として，療養者の自宅が主治医の診療所に近い場所にあり，診療所から即座に往診できる地理的状況で，かつ診療時間帯に呼吸停止が起きた場合には，ただちに主治医が療養者宅に駆けつけ，診察することができる。このような場合には，主治医が死亡確認と死亡診断書の発行を行い，そのあとに訪問看護師が死後のケアを実施することになる。別の例として，主治医が遠方にいてただちに往診することがむずかしい場合には，残された時間が24時間以内であると判断される時点で，事前に医師の往診を受けておき，死亡確認は家族と訪問看護師だけで行い，後ほど医師が死亡診断書を発行するという流れで看取ることも可能である。こうした場合は，条件により医師の死亡診断書の発行以前に，訪問看護師により死後のケアが始められることもある。これは死後の療養者と家族の尊厳を守るために必要だと認められる場合に限るものであるが，このようなことから，在宅での看取りでは訪問看護師の果たす役割が非常に大きいと言える。

　死後のケアについては，エンゼルケアともよばれるが，遺体の身だしなみを整える行為だけでなく，死者を人として尊重することであり，その行為そのものが遺族へのケアにつながるほど重要なケアと言える。在宅看取りにかかわる看護師が身につけるべき大切な看護技術であり，在

宅では，家族とともに行うことが多い。家族においては，看護師とともに，これまで行ってきた介護の最終段階として，清潔ケアを行うとともに，療養者が生前に気に入っていた衣類を着せたり，気に入っていた化粧品を用いて化粧を行ったりして整容していく。看護師は，家族が最後のケアを行う間，療養者の生前と同様に，療養者に話しかけたり，他の家族メンバーや看護師とともに療養者への思いを表出したりしながら，ケアを促す。これらのケアは，療養者の尊厳を保つことでもあり，前述した終末期の療養者の家族がもつ「療養者にできる限りのことをしてあげられた」という気持ちを引き出し，悔いを残さないためにも重要となる。

4．終末期の療養者の家族へのケア

　以上に述べてきたように，療養者の身体機能の低下に伴って，家族の介護する内容が増え，介護負担は増大する。家族にとっては，食事，排泄，清潔を保つための直接的な介護による身体的な負担の増大と，療養者の死が近づくことによる不安や恐れなどの心理社会的な負担の増加とともに，霊的な苦痛に伴う負担が重なっていく。ここでは，家族の身体的な介護負担の軽減と，心理的な側面である予期悲嘆へのケアに分けて述べていく。

（1）身体的負担の軽減
　終末期にある療養者の身体機能の低下に伴い，家族による食事，排泄，清潔といった日常生活動作に対するケアや介護の役割が増えていく。特に，上に述べたように，死が目前に迫るにつれ，必要なケアや介護の範囲が急速に増加する。これによって，家族の身体的な疲労が蓄積し，介護による腰痛や身体の不調を訴えることも多くなる。また，これまで過

ごしてきたパターンと異なる生活リズムに適応できず，怒りや抑うつなどといった反応を表すこともある。こうした負担が高まって介護の継続がむずかしくなると，療養者が在宅療養を希望していても，療養者や当初の家族の希望に反して，入院せざるをえない事態も起こってくる。

在宅終末期ケアでは，家族の負担軽減は在宅療養を継続できるか否かの重要な要因となるため，看護師は主介護者の介護負担を見通して，早め早めに遠方に住む子ども世代の介護者や近隣の知人などの新たな介護者を加えることや，ケアマネジャーと相談して介護職の滞在時間を増やす，ショートステイを使用するなどの対策をとって，不本意な入院をしなくて済むように，対応を行っていくことが重要になる。

（2）予期的悲嘆へのケア

療養者の生活を最も身近でみている家族は，身体機能の低下から死が近づいているのではないかという不安や恐怖や悲しみを感じている。このような苦痛が続くと，これからさらに死が近づく生活は予測が立たず，先の見えない不安を募らせることになり，在宅療養の中断にもつながりかねない。

このため，看護師は，家族の不安や恐怖や先の見えない不確かさを十分に受け止めるように，丁寧にコミュニケーションをとっていくことが重要になる。この際，身体機能の低下の原因や誘因を説明し，今後起こりうる変化について伝えていく。これらの先の見通せる情報を伝えることで，家族は療養者の状態の変化に対して，漠然とした不安や恐怖を抱く状況から，自然な変化を予期したうえで，悔いのない対処を考え行動していく手掛かりをつかむことができるようになる。

さらに，死が迫った直前には，看護師は家族に，前述した「看取りまでの病状の経過」（**表12-1**）に沿って，死を間近にした療養者の状態と

して，触覚や聴覚が死の直前まで残ることを伝え，側に家族がいること
で療養者が安心して旅立っていくことになることなどを伝える。こうす
ることによって，家族にとっても，死別の悲しみを抱えつつも，残され
た時間にできるだけの介護を行い，療養者から感謝の言葉を聞くととも
に，感謝の言葉を療養者に伝えるといった，家族間の最後のコミュニ
ケーションがとれることにつながり，悔いの残らないケアを行うことに
つながっていく。亡くなる前の家族のケア参加は，遺された家族にとっ
て，その後の適応を促し，うつ病などの精神的な疾患を防ぐことも明ら
かにされている。療養者へのケアを主体的に家族が実施することは，家
族にとって，終末期の家族自身のニーズを満たすと同時に，予期的悲嘆
へのケアにもなる。

　また，看護師にとって，療養者が死亡したあとに遺族へのケアを行
い，療養者の死の意味づけを行っていくことも，遺された家族が再ス
タートを始めるために重要な支援となる。

5. ケアチームの連携

　以上に述べてきたように，在宅終末期ケアでは療養者の苦痛の緩和に
ついて，さまざまな人がかかわってくる。医師と看護師は，医療の専門
職として，薬物療法や医療処置などの支援を行うことによって身体的苦
痛の緩和を図ることが重要な役割となる。ケアマネジャーや介護職は，
介護の専門職として，日常生活の援助によって療養者の生活面の苦痛の
緩和を図り，家族の介護負担軽減にかかわることが役割となる。特に，
介護保険で訪問看護を利用している場合は，ケアマネジャーがサービス
の導入や調整を行うため，看護師はケアマネジャーと密な連携を図るこ
とが重要になる。そして，家族，親戚，友人・知人などは，インフォーマ
ルなメンバーとして，心理社会的な苦痛やスピリチュアルな苦痛に対し

て療養者の苦痛を緩和するという役割を果たすことができる。

　終末期ケアでは，療養者の病状の変化とそれに伴う生活の変化がスピーディに進むことが多いため，効率的・効果的に連携を図る必要が出てくる。このため，連携するチームメンバーは，互いを尊重しながら，医療（治療）と介護（生活）をつなぐという視点で，速やかに報告・連絡・相談を行うようにすることが重要となる。

　さらに，今後チームメンバーとしてより一層の活躍が期待される職種として，保険薬局の薬剤師，口腔ケアを行うための歯科医師や歯科衛生士，終末期の残存機能や生活の維持のためのリハビリテーションを行うための理学療法士，作業療法士，言語聴覚士があげられる。

　また，今後は病院と在宅との連携がさらに重要となっていくことから，外来通院中から退院まで，外来看護師，病棟看護師，退院調整看護師，訪問看護師間の看看連携の強化もますます重要になる。

引用文献

1) 福井小紀子，他：看取りのケア法①―終末期のケア．訪問看護と介護 12（11）：956-951，2007.
2) World Health Organization：WHO Guidelines for the Pharmacological and Radiotherapeutic Management of Cancer Pain in Adults and Adolescents. 2018. https://www.who.int/publications/i/item/9789241550390（2022 年 10 月アクセス）
3) Lynn J：Perspectives on care at the close of life. Serving patients who may die soon and their families：The role of hospice and other services. JAMA 285：925-932, 2001.
4) 福井小紀子，他：看取りのケア法②―終末期のケア．訪問看護と介護 12（12）：1040-1045，2007.

13 | 訪問看護における リスクマネジメントと感染対策

宮田乃有

《目標＆ポイント》
(1) リスクマネジメントの目的と，在宅療養環境でのリスクの特徴を理解できる。
(2) 訪問看護で多くみられるインシデントの実態を学ぶ。
(3) 訪問看護におけるリスクマネジメントとスタッフ管理を理解できる。
(4) 訪問看護における感染対策の方法を理解できる。
(5) 災害に対する準備と対応を理解できる。
《キーワード》 リスクマネジメント，感染対策，災害対策

1. リスクマネジメントの基礎知識

(1) リスクマネジメントに必要な概念

a) リスクマネジメントとは

リスクマネジメントとは，「リスク（危険）をマネジメント（管理・統制）する」という活動[1]である。リスクマネジメントの目的は「リスク発生によって被る・与える損失を予防，もしくは最小限なものとする」ことにある。つまり「リスクをなくすための活動」ではなく，むしろ「リスクが存在することを意識した活動」を継続することが重要である。

b) インシデントとは

インシデントの定義や解釈はさまざまであるが，常にある「リスク」が，何らかの誘因・原因によって問題とすべき事柄となったものが「イ

ンシデント」[2]であると言える。インシデントは，傷害や損害の発生には至らなかった「ヒヤリハット」と，事の大小や過失の有無を問わず，傷害や損害が発生した「事故」の双方を含むと考えられる。

c) ヒヤリハットとは

ヒヤリハットとは，「事故にはならなかったが，適切な処置が行われていないと事故になる可能性がある事象」[3]である。傷害や損害は発生しなかったが，ヒヤリとしたこと，ハッとした事柄を指す。

労働災害の発生確率を経験則に沿って分析したハインリッヒの法則は，「1：29：300の法則」とも言われている。「1件の重傷事故発生の裏には，29件の軽傷事故があり，実はさらに300件の無傷の事故が発生していた」ということを表している。リスクマネジメントでは，無傷の事故であるヒヤリハットの時点でその事象を振り返り，原因を検証することで「重大事故の予防」につなげることが重要である。

d) 事故とは

事故とは，「適切な処置が行われず，傷害が発生し，事故となった事象」[4]をいう。在宅ケアにおける事故は，その性質から「医療事故」「ケア事故」「交通事故」「盗難・紛失・破損」「事務的作業ミス」「その他」の6つに分類できる。また，各事故の被害者としては「利用者」「家族・第三者」「スタッフ・ステーション」の三者が考えられる（表13-1）[5]。

（2）訪問看護におけるリスクの特徴

訪問看護の利用者の年齢は幅広く，さまざまな疾病・障害があり，その程度も多様である。また，利用者の活動範囲は自宅内に限らないため，病院内でのリスクマネジメントとは異なる対処や対応が必要となる。

表 13-1　在宅ケアにおける事故分類（2016 年版）

事故 の種類 ＼ 被害者	利用者	家族・第三者	スタッフ・ステーション
医療事故	●薬液の種類・投与方法などの間違い ●点滴・注射後の痛み ●バルーン・胃チューブ・カニューレなどの交換時 ●浣腸・摘便時の出血・ショック ●医療機器の取り扱いの間違い（輸液ポンプ，酸素濃縮器など） ●内服薬のセット間違い	●家族への感染（結核・MRSA・疥癬など） ●針刺し	●スタッフへの感染（結核・MRSA・疥癬など） ●針刺し
ケア事故	●寝衣などの汚染 ●清拭・耳かき時の出血 ●入浴介助中の転倒 ●入浴介助中の火傷 ●体位変換時の骨折 ●車いす散歩中のけが，散歩後のかぜ ●食事介助中の誤嚥・誤飲 ●爪切り時の出血	●家屋水浸し	●入浴介助中の転倒 ●ケア中に腰痛
交通事故	●移送中の事故	●第三者への被害（車・自転車とも）	●移動中の自動車事故 ●自転車同士の接触事故 ●自転車転倒などの単独事故 ●通勤途中の事故
盗難・紛失・破損	●カルテ紛失 ●自宅の鍵の紛失	●利用者宅の用具などの破損	●事務所に泥棒侵入 ●訪問バッグ盗難 ●事務所の現金紛失 ●事務所の物品・備品の紛失・破損 ●個人の現金・私物の紛失
事務的作業ミス	●利用料請求ミス ●訪問スケジュールの誤調整（訪問抜け，ショートステイ中の訪問など） ●記録もれ・書き間違い・伝達ミス ●メール・FAX等の誤送信	●他事業所への連絡忘れ ●留守宅訪問	●利用料請求ミス ●留守宅訪問 ●書類不備
その他	●自殺，急死，不審死 ●自宅の火事	●家族の事故など	●職員の行方不明 ●サービス提供者などへのストーカー行為 ●利用者宅への物品の置き忘れ ●処置物品などの持参忘れ ●携帯電話の携行忘れ ●ペットによる被害（噛まれた，アレルギー発作など）

（宮崎和加子〈編著〉：在宅ケア リスクマネジメントマニュアル〈第 2 版〉．p.26，日本看護協会出版会，2016 より転載）

　訪問看護は利用者と契約した時間に合わせて訪問看護スタッフ（以下，スタッフ）が屋外を移動し，基本的に1人で利用者宅を訪問してケアを提供する。そのため，緊急時にはある程度1人で判断し対処できるよう，教育や研修が必要となる。

　訪問看護の利用者は，入院時と異なり必ずしも訪問開始時に一通りの感染症検査が行われているとは限らない。また，感染症が疑われたときも即時に検査が行える環境にあるとは限らず，確定診断が得られないなかでの対応が求められることがある。

　さらに，訪問看護ではさまざまな医療機関や介護事業所，公的機関と連携するため，伝達ミスなどによるインシデントが起こるリスクがある。

　訪問看護は家庭への訪問という形態で実施されるため，交通事故や災害，家庭内での虐待の覚知などのように，スタッフ自身が発端ではない事故やインシデントに「巻き込まれる」ことがあるのが訪問看護におけるリスクの特徴である。

　虐待には身体的虐待，心理的虐待，ネグレクト，性的虐待，経済的虐待などさまざまな形があり，家族や介護者による利用者への虐待，利用者による介護者や家族への虐待もある。長年の家族関係，家庭内という環境で起きている事象を，虐待と判断することはとてもむずかしい。しかし，良好な家族関係にみえたとしても，要介護者と介護者という関係や介護負担の蓄積には虐待というリスクが存在することを認識する必要がある。訪問看護師は，虐待やその疑いに気づいたときには通報の義務があり，行政を含む多機関と連携して虐待の発生や行為のエスカレートを防ぐ役割がある。

2．在宅におけるインシデントの実態

（1）医療事故

　在宅で起こる医療事故のうち，利用者自身が被害者となるものには，服薬管理の支援における間違い，点滴やインスリンなどの種類や投与方法・量の間違い，在宅中心静脈栄養法（home parenteral nutrition：HPN）や在宅酸素療法（home oxygen therapy：HOT）などの医療機器の取り扱いの間違い，尿道留置カテーテルや胃瘻などの管理や交換時の間違い，浣腸や摘便時の出血などが含まれる。

　また，家族に点滴の抜針を依頼した場合の針刺し事故や，飛沫感染・空気感染・接触感染などによる感染症の拡大が起こることもある。スタッフにも，感染や針刺し事故が発生することがある。

　医療に関する基本的な手技は病院と在宅で大きな違いはないが，在宅では主治医となる医療機関ごとに使用する物品や薬剤名，医療機器が異なる。また，利用者の自宅という個別性の高い環境で医療を提供することも，事故が発生するリスクと言える。

　在宅という療養環境は，常に医療者が滞在しているわけではなく，病院では起こりえない事故が起きることがある。利用者の生命や生活を支えるために多職種・多機関がかかわるなかでは，正確に安全に医療を提供できるようつないでいくことが求められる。重大な事故を防ぐためにも，インシデントとしてヒヤリハットを関係者で共有し，対策を講じていくことが重要である。

（2）ケア事故

　ケアに伴う事故には，利用者の転倒・転落，けがや骨折，耳垢除去や爪切り時の出血，寝衣やシーツなどの汚染，火傷，誤嚥や誤飲，入浴介

助後にかぜをひいた，などが含まれる。

蛇口の閉め忘れや破損，排泄ケアのあとトイレに排泄物を流した際のつまりなどにより家屋や階下が浸水し，家族や第三者にも影響する事故に至ることもある。また，利用者自身に生じた被害であっても，その後対応する家族や第三者にも影響が生じることを認識する必要がある。

スタッフも，利用者の移動介助の際に腰を痛めたり，利用者の転倒時に一緒に転倒し，けがや骨折をしたりする被害が発生することがある。

在宅看護では，訪問中以外に起こるケア事故を予防する視点も重要である。特に高齢者に起こりやすい熱中症や低体温症は，室温や衣類の調整といったケアに関連した事故と言える。訪問時の状況でリスクをとらえ，家族や介護職などの他職種と連携して訪問者がいない時間帯も安全に過ごせるよう対応していくことが求められる。また，誤嚥や誤飲の予防には，自宅だけでなく通所先やショートステイ先などの食事形態や介助方法も確認し，対応を共有していく必要がある。

（3）交通事故

利用者が通院・通所先などへ移送される際に交通事故に遭う可能性もあるが，交通事故の多くはスタッフが当事者である。移動中の自動車事故，自転車と自動車または自転車同士の接触事故，自転車の転倒などの単独事故，通勤途中の事故などが含まれる。単独事故以外では，関係者の人的・物的被害を確認し，対応する必要がある。

平日の日中だけでなく夜間や休日の緊急対応の際に交通事故が発生した場合も，どこに連絡・報告するのか，対応の手順を確認しておくようにする。

（4）盗難・紛失・破損

　利用者の記録やカルテの紛失，利用者宅の鍵の紛失，利用者宅の物品の破損などが含まれる。

　スタッフや訪問看護ステーション（以下，ステーション）の被害には，事務所への侵入による窃盗のほか，事務所の現金の紛失，携帯電話やタブレットを含む物品や備品の紛失や破損，個人の現金や私物の紛失や盗難，自転車や自動車からの訪問バッグや物品の盗難などが含まれる。

（5）事務的作業ミス

　利用者が被害者となる事務的作業ミスには，利用料の請求ミスや，記録のもれや書き間違い，訪問スケジュールの調整ミス，伝達ミス，メールや FAX の誤送信による個人情報保護に関する事故などがある。

　訪問看護は医療保険または介護保険が適用されるが，その保険請求は何月何日の何時から何時まで訪問した，という実績に基づいて行われる。介護保険が適用される訪問では，ケアマネジャーの居宅サービス計画書に基づき，毎月の提供票に実績として報告し，反映されなければ保険請求が認められない。

　実際の訪問のあと，翌月初めに訪問実績に基づいて保険請求を行い，翌月上旬に利用者の自己負担分の請求を行う。保険者からの支払いは翌々月の月末となる。保険請求にミスがあった場合，返戻_{へんれい}として差し戻されたり，訪問看護事業所の側から取り下げの手続きを行う必要が生じたりする。保険請求のミスは，利用者の自己負担額が変わってしまうだけでなく介護保険サービスの給付管理を行うケアマネジャーの業務にも影響する。また，保険者からの支払いが遅れることにより，訪問看護事業所の収入や運営にも影響する。訪問看護事業所に対する利用者および

連携する他事業所との信頼関係のためにも，請求事務は正確に行う必要がある。

報酬の請求には，訪問看護指示書や訪問看護計画書，報告書など法律で定められた書類がきちんと揃っていることも要件となる。書類の不備は診療報酬や介護報酬の返還につながることもあるため，注意が必要である。

他事業所への伝達ミスでは，利用者の急な入院が共有されず，他事業所が予定通り訪問してしまう，といった事故や損失を発生させてしまうことがある。逆に，利用者や他事業所からの連絡で訪問看護がキャンセルになった場合も，事業所内で伝達ミスがあると，留守宅に訪問してしまうという損失が発生する。

（6）その他

その他，利用者に関する事故としては，利用者の自死，急死，不審死，利用者宅の火事などがあげられる。また，家族にも事故や自死といったことが起こる場合がある。利用者の体調の変化や言動の変化，服薬状況などについて，他職種とも情報を共有しておく必要がある。

在宅での看護は，利用者だけでなく家族や居住環境を含めた看護である。日々の訪問のなかで，家族自身の体調や身体的能力，認知面にも目を配り，介護量や介護負担感，療養者との関係性に注意する。また，屋内の寒暖差，冷暖房器具の種類と使用状況，入浴状況，階段の滑り止めや手すりの有無などについても，リスクマネジメントの視点でアセスメントを行い，できるだけ事故の発生を予防できるよう対策を講じておく。

ステーションの損失としては，スタッフが利用者宅に物品を置き忘れる，処置物品などを持参することを忘れる，業務連絡用の携帯電話を携

帯していないといったことも，信頼関係やサービスの質を脅かすヒヤリ
ハットや事故として認識しておく必要がある。

　また，スタッフの無断欠勤や突然の退職は訪問予定の調整が必要とな
り，利用者が通常の曜日や時間で訪問看護サービスを受けられなくなる
可能性がある。ステーション都合による訪問予定の調整は，程度や頻度
によっては利用者だけでなく連携する主治医，ケアマネジャーなどの他
職種とステーションとの信頼関係にも影響する。スタッフが突然退職す
ることになると，人員の補充による業務の引き継ぎができないため，訪
問件数を減らさざるをえない場合もあり，ステーションの収入減という
損失につながる。したがって，スタッフの体調やメンタルケア，業務量
の管理，モチベーションを維持できる環境づくりも，リスクマネジメン
トとして対応すべきことと考えられる。

　スタッフについては，利用者や家族などからのパワーハラスメントや
セクシャルハラスメント，ストーカー行為，利用者宅のペットによるス
タッフの身体や物品の損傷も被害・事故として認識し，事業所として対
処すべき事象である。

3. リスクマネジメントとスタッフ管理

　リスクマネジメントの全体像（**図 13-1**）[6]にあげたように，リスクマ
ネジメントには「予防対策」「事故対策」「事後対応」がある。リスクマ
ネジメントは組織や管理者だけが行うことではなく，一人ひとりのス
タッフが「リスク」を認識して行動することが重要である。

（1）予防対策

　「リスク」が，「ヒヤリハット」や「事故」を含む「インシデント」に
つながる誘因・原因には，次の4つがあげられる。

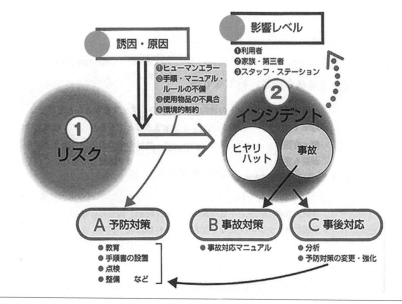

図 13-1 「リスクマネジメントの全体像」概念図
（宮崎和加子〈編著〉：在宅ケア リスクマネジメントマニュアル〈第2版〉. p.16, 日本看護協会出版会, 2016 より一部改変, 転載）

a) ヒューマンエラー

　ヒューマンエラーとは，「人間だから犯すミス」で，特定の人間が起こすものではなく，人は誰もが起こす可能性があるというもの[7]であり，予防対策において最も重要な要素と言える。ヒューマンエラーは個人の特性だけでなく，使用物品や作業環境，職場の雰囲気などの要素が関連して起こる。したがって，事故の原因を個人に帰するのではなく，事故発生に至った誘因を分析し共有すること，エラーが発生しないよう条件を整え，発生しても最小限の事故に抑えられるようにすることが重要である。

b) 手順・マニュアルの不備

　在宅では，医療処置においても清拭などのケアにおいても，利用者ごとに使用する物品やその置き場所，手順や注意点，片付け方などが異なる。そのため，一般的な看護技術のマニュアルだけでなく，利用者ごとの細かい手順書を作成し，適宜改定を繰り返しながらスタッフ間で共有していくことがインシデントの予防策となる。

c) 使用物品の不具合

　医療機器やケア用品の破損，故障，不良なども事故の誘因・原因となる。体温計の電池など，日々の確認や定期のメンテナンスが必要である。

d) 環境的制約

　医療処置やケアを実施する室内の明るさや活動スペースの狭さ，契約した訪問予定による時間的制約などもインシデントの誘因となる。リスクを低減するためのケア環境の調整や訪問予定の調整が求められる。

（2）事故対策

　事故対策の目標は「起こったときに早期に気づき，それ以上，傷害・損害が悪化・拡大しないような行動をすぐとれる」[8]ことにある。

　事故の種類ごとに事故対策マニュアルを作成し，スタッフ全員で共有するとともに，定期的にチェックして改定していくことが必要である。

　事故が起きた際は，まず救命処置や安全確保など優先順位を判断して行動し，連絡すべきところに連絡する。起こった事故は個人の責任にするのではなく，必ず明文化し，共有し，組織として対応する。ヒヤリハットも含め，インシデントを報告しやすい雰囲気を事業所全体でつくること，そこから再発防止策を見いだし，適宜マニュアルを見直していくことが事故発生の予防策につながっていく。

222

（3）事後対応

　事故への対応を検討しつつ，「インシデントレポート」を作成し，事故発生の誘因・原因が前述の４つのうちどれに当たるのかを分析する。その目的は，事故の当事者に今後同じ事故が起きないようにすること，他の利用者・スタッフに同様の事故が起きないようにすることである。

　インシデントレポートはスタッフ全員で共有し，再発防止策を一緒に検討する。こうした実践的なトレーニングを通して，何をリスクと認識し，どのようにインシデントの発生を防ぐかという「リスクに対する感性」を高めていくことが，事業所としてのリスクマネジメントになる。

4．感染対策

（1）スタンダードプリコーション

　感染対策の基本は，「誰であれ何らかの病原体に感染している可能性がある」と考え，感染しない，感染させないよう行動することである。

　1996 年に，アメリカ疾病予防管理センター（Centers for Disease Control and Prevention：CDC）は「病院における隔離予防のためのCDC ガイドライン」のなかで「スタンダードプリコーション（標準予防策）」を提唱した。スタンダードプリコーションは，すべての患者の①血液，②汗を除くすべての体液・分泌物・排泄物，③粘膜，④損傷した皮膚を感染の可能性のある物質とみなし，対応することで患者と医療従事者双方における感染の危険性を減少させる予防策である[9]。

（2）感染防止策の実際

　感染防止策の具体的な方法として，最も基本的かつ有効な方法は手指衛生である。手指衛生の方法には，流水と石鹸を用いた手洗いと，薬剤を用いた手指消毒がある。手指衛生は，訪問時・退出時のほか，食事介

助の前後，排泄ケアのあと，ペットと接触したあとなどに行う。

　感染を予防する個人用防護具（personal protective equipment：PPE）には，手袋，マスク，ゴーグル・フェイスシールド，ガウン・エプロン，足カバーなどがある。訪問先の利用者に感染症症状がみられた場合に備え，最低一組は訪問バッグに用意しておく。

　ケアや処置に用いた物品，リネン，接触したものは，ほかの人や場所を汚染しないよう注意が必要である。廃棄するものは各自治体の指示に基づいて対応する。

　感染防止策では利用者や家族の心情に配慮し，必要性を十分に説明したうえで洗面所などの使用や防護具の使用について了解を得る。

（3）在宅で遭遇する代表的な感染症
a）疥癬

　ヒゼンダニ（疥癬虫）の皮膚への寄生によって起こる皮膚疾患であり，人から人へ感染する。通常の疥癬と角化型疥癬（ノルウェー疥癬）があり，角化型疥癬は感染力が強いため注意が必要である。

　看護師も媒介者となり，他の利用者や事務所，自宅へ伝搬する可能性があるため，感染対策を確実に行う。ヒゼンダニは乾燥に弱く，人の皮膚から離れると 2〜3 時間で死ぬ。衣類や寝具など，湿度がありダニが数日間生存する可能性のあるものは，50℃以上のお湯に 10 分以上浸すか，大型の乾燥機で 20〜30 分処理すると死滅させることができる。

b）結核

　結核は結核菌によって起こり，感染はほとんど経気道性である。わが国は先進国のなかで結核の罹患者数が多く，特に高齢者に多い。医師により結核と診断された場合はすみやかに保健所に届け出る必要があり，接触者は保健所による「接触者検診」を受けることになる。

224

c) インフルエンザ

　インフルエンザは，インフルエンザウイルスを病原とする気道感染症である。「一般のかぜ症候群」とは分けて考えるべき「重くなりやすい疾患」とされる。わが国では，毎年 11 月下旬～12 月上旬ごろに流行が始まり，翌年の 1～3 月ごろに患者数が増加し，4～5 月にかけて減少していくパターンを示す。夏季に患者が発生することもあり，流行の程度とピークの時期はその年によって異なる。

　感染と重症化の予防には，スタンダードプリコーションと予防接種が有効である。

d) 新興感染症（SARS，MERS，新型コロナウイルス感染症など）

　新しく認知され，公衆衛生上の問題となる新興感染症も在宅看護の現場で対応する可能性のある感染症である。新興感染症には 2002（平成14）～2003（平成 15）年に流行した重症急性呼吸器症候群（severe acute respiratory syndrome：SARS），2012（平成 24）年に原因となるウイルスが特定された中東呼吸器症候群（Middle East respiratory syndrome：MERS），2019（令和元）年に初の感染者が出た新型コロナウイルス感染症（coronavirus disease 2019：COVID-19）などがある。スタンダードプリコーションに基づく感染防止策を講じながら，信頼性の高い情報の収集に努め，医療機関や保健所，行政と連携して対応する。

e) 感染性胃腸炎

　感染性胃腸炎には，ノロウイルスやロタウイルスによるウイルス性胃腸炎と，病原性大腸菌やサルモネラ菌による細菌性胃腸炎などがある。

　おもな感染経路は接触感染で，感染した人と直接接触したり，タオルやドアノブなど媒介物を介したりして広がる。ノロウイルスの場合には，感染した人が調理したものを食べるなどの経口感染もある。

　家庭内感染の予防が重要で，基本的にスタンダードプリコーションで

対応する。ウイルス性胃腸炎の原因となるウイルスはアルコールに耐性があるため，流水でしっかり手洗いすることが重要である。拭き取りや浸け置き消毒をする場合には，塩素系漂白剤を 250 倍に希釈（500 mL ペットボトルに，ペットボトルのキャップ 1/2 杯分の塩素系漂白剤）して使用する。

5. 災害

　災害には，自然現象によるものと人為的な原因によるものがあるが，ここでは自然災害を想定し，人的および社会生活への被害を最小限にする対策と対応について述べる。

　わが国における自然災害には，2011（平成 23）年の東日本大震災のような大規模災害だけでなく，局地的な水害や火山の噴火など，さまざまな規模・種類の災害がある。看護師は，災害発生直後だけでなく平時から復興までのあらゆる時期において，病院や施設，避難所，在宅療養の場など，さまざまな場所で役割を発揮することが求められている。

（1）事前の準備

　災害時の支援は，静穏期〜災害急性期〜亜急性期〜復旧・復興期という災害サイクルの各時期にそれぞれ対策が必要となる[10]。災害が発生した場合であっても可能な限り在宅療養者への影響を少なくし，心身の負担を減らすことが，災害時における在宅看護の目標となる[10]。

　在宅療養者のなかには，酸素濃縮器や人工呼吸器など電源を必要とする医療機器を使用している人も増えている。災害時の電源の確保や，酸素ボンベやアンビューバッグといった医療資材の確保など，保健所などと連携して個別の支援計画を立てておく必要がある。

a) 災害リスクの把握

　在宅看護における災害対策は，地域ごとに作成されているハザードマップを確認し，訪問エリアの災害リスクを把握することから始まる。地震や津波など広域の災害だけでなく，洪水や土砂崩れなど局地的な被災想定についても把握しておく必要がある。

　また，都道府県および市区町村などの自治体には災害対策基本法に基づいて作成された地域防災計画がある。それらも参考にしながら，利用者の災害対策支援と，訪問看護事業所としての備えを検討していく。

b) 訪問看護ステーションにおける備え

　通常の訪問看護に必要な物品の予備，応急処置のための物品や衛生材料を備蓄しておく。また，ライフラインの断絶に備え，水や懐中電灯，ラジオなどを用意しておく。車が使えない場合の移動手段も検討する。

　利用者の医療依存度や介護環境，家屋の状況，居住地の災害リスクなどをふまえ，安否確認の優先順位を考えてリストを作成する。管理者とスタッフ間の緊急連絡の方法も予め決めておく。在宅看護でも電子カルテ化が進んでいるが，電源や通信手段が確保できない場合に備え，最低限の情報を一覧表やカードにして持ち出せるようにしておく必要がある。

　利用者の自宅についても，水や食料のストック，災害時用の物品，数日分の薬剤やお薬手帳の準備など，自宅での避難生活や避難所への移動を想定した災害対策を支援する。

（2）災害時の対応

a) 安否確認

　災害発生時にまず必要なことは，看護師自身の安全の確保である。次に在宅療養者の安否確認を行う。事前に作成しているリストに基づき，優先順位の高い利用者から安否確認を行っていく。東日本大震災の発生

時は，一人の利用者にかかわる複数の事業所がそれぞれ安否確認を行う
ということが起きたため，利用者が対応に苦慮したり，事業所間で報告
が錯綜したりすることが発生した。そのため現在ではサービス担当者会
議や地区ケア会議などの際に，災害時などの安否確認をどこの事業所が
優先的に行うか予め取り決めておく，情報の共有に ICT（情報通信技
術）を活用する，といった取り組みが進められている。

b) 訪問の調整と事業の継続

　自然災害や感染症が発生した場合でも訪問看護などのサービスを安定
的に供給できるよう，2021（令和 3）年度の介護報酬改定では「事業継
続計画（business continuity plan：BCP）」の策定が義務づけられた。

　災害や感染症などのリスク発生前の段階から被災状況の想定に応じて
訪問する利用者の優先順位とケア内容を検討し，リスク発生後の利用者
と家族の安全確保とケアの提供，事業所の事業継続を図ることが求めら
れている。

引用文献

1) 宮崎和加子（編著）：在宅ケア リスクマネジメントマニュアル（第 2 版）.
　 p.18，日本看護協会出版会，2016.
2) 宮崎和加子（編著），前掲書，p.20.
3) 宮崎和加子（編著），前掲書，p.22.
4) 宮崎和加子（編著），前掲書，p.25.
5) 宮崎和加子（編著），前掲書，p.26.
6) 宮崎和加子（編著），前掲書，p.16.
7) 宮崎和加子（編著），前掲書，p.34.
8) 宮崎和加子（編著），前掲書，p.43.
9) 河原加代子，他：在宅看護論. p.149，医学書院，2020.
10) 河原加代子，他，前掲書，p.153.

228

参考文献

50

- 宮崎和加子（編著）：在宅ケア リスクマネジメントマニュアル（第2版）．日本看護協会出版会，2016.
- 河原加代子，他：在宅看護論．p.137-158，医学書院，2020.
- 国立感染症研究所ホームページ（2022年3月アクセス）
  疥癬 https://www.niid.go.jp/niid/ja/kansennohanashi/380-itch-intro.html
  結核 https://www.niid.go.jp/niid/ja/kansennohanashi/398-tuberculosis-intro.html
  インフルエンザ https://www.niid.go.jp/niid/ja/kansennohanashi/219-about-flu.html/
  感染性胃腸炎 https://www.niid.go.jp/niid/ja/kansennohanashi/383-intestinal-intro.html
- 厚生労働省：障害福祉サービス事業所等における自然災害発生時の業務継続ガイドライン．厚生労働省老健局，2020.
  https://www.mhlw.go.jp/content/12300000/000704787.pdf（2022年3月アクセス）
- 厚生労働省：新型コロナウイルス感染症発生時における業務継続計画（介護サービス類型：訪問系）．介護施設・事業所における業務継続計画（BCP）作成支援に関する研修，ひな形（訪問系）．
  https://www.mhlw.go.jp/content/12300000/000704786.doc（2022年3月アクセス）

14 | 多様な場で展開される地域・在宅看護

小野若菜子

《**目標＆ポイント**》
(1) 地域・在宅看護にかかわるヘルスプロモーションについて理解する。
(2) ヘルスプロモーションのおもな支援方法を理解する。
(3) 地域・在宅看護にかかわるおもな地域システムやまちづくり（相談窓口・交流の場・暮らしの場）について理解する。
(4) 地域住民に対する予防的アプローチとしての健康相談・健康教育の基本を理解する。
(5) 多様な場で展開される地域・在宅看護を学び，地域システム，地域づくり，地域包括ケアシステムへの貢献について考える。
《**キーワード**》 ヘルスプロモーション，健康相談・健康教育，地域システム，地域づくり，地域包括ケアシステム

1. ヘルスプロモーションの理念と政策

　ヘルスプロモーションは，世界のすべての人の健康を目指し，世界保健機関（World Health Organization：WHO）が 1986（昭和 61）年オタワ憲章で提唱し，2005（平成 17）年バンコク憲章で再提唱した 21 世紀の健康戦略である。日本においてもこの理念をもとに，国民の健康づくり対策である「健康日本 21」により，国民の健康増進の基本的方向性が示されている。
　オタワ憲章のなかで，ヘルスプロモーションとは「人々が自らの健康をコントロールし，改善できるようにするプロセスである」とされてい

る[1]。この活動を展開するうえでは，人々の主体性が発揮されるよう各個人の能力をつけていくこと，政治や経済，文化，環境なども含めた広い範囲で健康のための条件を整えていくよう唱導していくこと，保健分野を越えた社会の広い活動や関心を調整していくことが必要であるとされる。

　ヘルスプロモーションは，「健康的な公共政策づくり」「健康を支援する環境づくり」「地域活動の強化」「個人技術の強化」「ヘルスサービスの方向転換」を柱としている（**図 14-1**）[1]。看護職は，このような政策のもと保健や看護を提供しており，療養者・家族，住民が，健康に向けた行動をとり，必要なときに相談やサービスを受けられる，望む暮らし

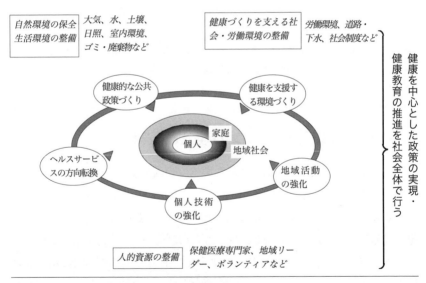

図 14-1　ヘルスプロモーションの概念図
（Green LW 他〈神馬征峰他訳〉：ヘルスプロモーション— PRECEDE-PROCEED モデルによる活動の展開．医学書院，1997 などを基に改変・作成．健康日本 21：地域における健康日本 21 実践の手引き．p.22，健康・体力づくり事業財団，2000 より転載）

を継続するための環境や地域づくりを意識する必要がある。また，看護職は多忙ななか，自らも一市民として自分や周りの人々の健康な生活を構築することが第一である。

2．地域・在宅看護にかかわるヘルスプロモーション

　自治体においては，地域保健医療福祉計画が策定され，子ども・子育て支援，高齢者支援，障害者支援，健康危機管理など，各分野の目標や個別計画をまとめ，保健医療福祉施策が展開されている。こうした施策のもと，地域・在宅看護もヘルスプロモーションにかかわりながら展開されている。ここでは，特に地域・在宅看護に関連がある生活習慣予防，介護予防，孤立予防，家族介護者支援における施策や取り組みの概要を解説する。

（1）生活習慣病予防

　健康日本21では，がん・心臓病・脳卒中・糖尿病などの生活習慣病について，壮年期死亡の減少，健康寿命の延伸と生活の質（quality of life：QOL）の向上を目的とした施策が展開されている。病気の予防や早期発見の観点から，一次予防を重視し健康診査や保健指導が行われている。医療保険においては，40〜74歳の被保険者・被扶養者に対して，生活習慣病の予防として特定健康診査・特定保健指導の実施が義務づけられている。また，国民が乳幼児期から高齢期までのライフステージにおいて，心身機能が維持できるような対策や，子どものころから健康な生活習慣を身に着けられるような教育も重要視されている。国民の健康づくりを推進するためには，社会環境の整備が重要であることも認識されてきている。生活習慣の改善として，栄養・食生活，身体活動・運動，休養，飲酒，喫煙に対して，重点的に対策がとられている。

（2）介護予防，孤立予防

　生活習慣病予防は，病気の予防，健康の維持，フレイルの予防への取り組みでもあり，介護予防にもつながるものである。介護保険においては，要支援者と認定されれば，予防給付（介護予防サービス）として通所サービスや訪問サービスを受けることができる。要支援者に対しては，状態が落ち着いていても，老化や病気の進行により要介護になるリスクがあり，健康観察や健康相談，生活へのアドバイスなどが行われている。広い意味では，外出しやすい道路や公園，体育館などの環境整備も運動や外出のしやすさにつながり，健康に関する地域イベントや研修会，サークル活動など，住民の健康への取り組みも介護予防になるものである。

　また，近年，地域のつながりの減少や家族関係の希薄化が生じるなか，孤立社会，無縁社会ということも言われており，地域の見守りの体制をとることも課題となっている。社会的な孤立を強め，健康状態が悪化して「孤立死」するケースもある。また，認知症高齢者が行方不明となるなどの課題もある。これらのことから，高齢者等の見守りネットワークでは，「区市町村」「地域包括支援センター・高齢者見守り相談室」「地域住民」がそれぞれの役割を構築し，相互のネットワークが連携することが重要であるとされる（**図 14-2**）[2]。地域を見守る住民としては，民生委員・児童委員，見守りサポーター，サロン活動，町会・自治会，老人クラブなどがある。

（3）家族介護者支援

　少子高齢多死社会と言われ，現在，高齢者のみの世帯や高齢者と未婚の子のみの世帯が増加している。また，家族介護者の介護による負担度をみると，精神的な負担を感じている人，身体的な負担を感じている

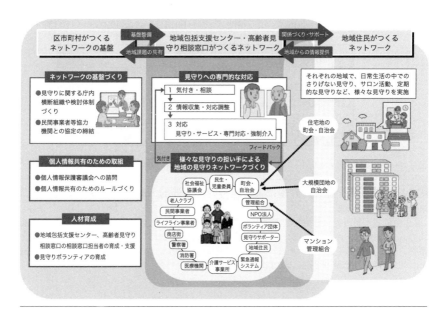

図 14-2　有効に機能する高齢者等の見守りネットワークの仕組み
（東京都福祉保健局：高齢者等の見守りガイドブック〈第 3 版〉─誰もが安心して住み続けることができる地域社会を実現するために．p.5，東京都福祉保健局高齢社会対策部在宅支援課，2018．https://www.fukushihoken.metro.tokyo.lg.jp/kourei/koho/mimamoriguidebook.files/guidebookzenbun.pdf より転載）

人，経済的な負担を感じている人が，いずれも 4〜6 割強と非常に高い割合となっている（**図 14-3**）[3]。また，介護離職や子育てと介護を同時に担うダブルケアの状況が生じたり，経済状況の悪化，健康状態の悪化から多重な課題を抱えるリスクも生じる（**図 14-4**）[3]。こうしたことから，個別相談・支援，多機関・多職種ネットワーク，地域づくりなど，市町村や地域包括支援センターの取り組みが推進されている。家族介護者が自らの健康を保ち，負担を抱え込まず，必要なときに相談や支援を受けられるような地域づくりが求められている。

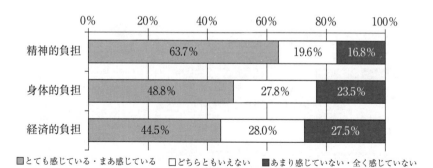

図 14-3　【家族介護者】介護による精神的・身体的・経済的な負担度合
単数回答 n = 3,000
（厚生労働省：市町村・地域包括支援センターによる家族介護者支援マニュアル—介護者本人の人生の支援．平成 29 年度介護離職防止のための地域モデルを踏まえた支援手法の整備事業，p.2，三菱 UFJ リサーチ＆コンサルティング，2018．https://www.mhlw.go.jp/content/12300000/000307003.pdf より転載）

3．ヘルスプロモーションのおもな支援方法

　地域のヘルスプロモーションに向け，介護予防・疾病予防としては健康診断，健康相談，健康教育，グループ支援，訪問指導，広報などの普及・啓発活動など，社会活動への支援としては交流や学習の機会，社会貢献の場づくりなどがある。また，住民参加や住民互助に向けた地域づくりへの支援として，ボランティアや住民組織活動への支援，住民サポーターの育成などがある。訪問看護ステーションにおいては，介護予防訪問看護を提供するだけでなく，地域で健康教育を行ったり，健康相談の場や地域交流の場づくりを展開しているところもみられている。また，地域包括支援センターでは，保健師（または地域ケアの経験がある看護師）が配属されており，窓口や訪問による相談を受けたり，健康講座などの催しが行われている。このように，地域看護職は健康相談や健

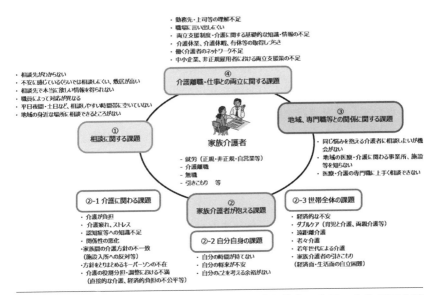

図 14-4　家族介護者が抱える多様な「家族介護と仕事，生活・人生の両立継続」に関する課題
注：本事業における家族介護者インタビュー，アンケート調査結果などをもとに作成。
（厚生労働省：市町村・地域包括支援センターによる家族介護者支援マニュアル―介護者本人の人生の支援．平成 29 年度介護離職防止のための地域モデルを踏まえた支援手法の整備事業，p.4，三菱 UFJ リサーチ＆コンサルティング，2018．https://www.mhlw.go.jp/content/12300000/000307003.pdf より転載）

康教育にかかわる機会がある。以下に概要を説明する。

（1）健康相談

　健康相談は，相談者が抱える健康上の疑問，心配なことなどの話を聞き，自らが解決していけるように支援するものである。事業所の窓口における面接相談や電話相談，その他，訪問時に相談を受ける場合などがある。また，健康診査後の個別面談としても実施されることがある。対

象は，病院や事業所の利用者や住民などになる。健康相談においては，対象者が落ち着いて話ができるような環境づくり，信頼関係，傾聴する姿勢，コミュニケーションスキルが重要になる。

相談者自身も何が課題か不明瞭な状況で相談に来ることがあり，話を聞くなかで，健康課題を明らかにし，相談者が解決に向けた行動がとれるようにはたらきかける。看護職だけで解決できない場合は，必要に応じて他職種・他機関につなぐことも重要な役割となる。

（2）健康教育

健康教育は，個人，家族，集団または地域が直面している健康課題について必要な知識を獲得して，必要な意思決定ができるように，学習や行動の変容を促すものである。健康教育の目的は，対象者が必要な知識や技術，動機づけを得て，自らの生活習慣などを改善し，健康の保持・増進に取り組むことである。個別健康教育と集団健康教育がある。集団健康教育は，同じ課題を抱える小グループを対象にしたものもあるが，市民公開講座，市区町村の健康教室，広報活動など，広く一般住民を対象にしたものもある。対象は，病院や事業所の利用者や住民などになる。内容は，健康の維持増進，病気の予防の知識，生活習慣，食事，運動，衛生管理（感染予防）などがある。

実際には，ヒトの生活行動やライフスタイルは，環境や個人的背景の影響を受け，個人の価値観や信念，生活態度などの要因が複雑に絡み合っている（**図 14-5**）[4]。このことから，対象者が健康教育から動機づけを得て，行動変容に取り組めるような内容や方法の工夫が求められる。

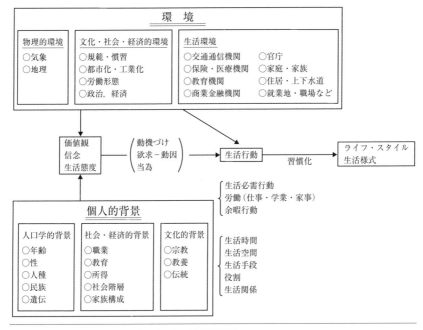

図 14-5　ライフ・スタイルとその影響因子
(宮坂忠夫他編：最新 保健学講座別巻 1 健康教育論〈第 2 版〉. p.95, メヂカルフレンド社, 2013 より転載)

4. 多様な場で展開される地域・在宅看護

(1) 地域・在宅看護にかかわるおもな地域システム

　地域包括ケアシステムの構築が推進され, 地域のネットワークや地域づくりも課題となってきている。在宅ケアにおいても, 専門職だけでは十分なケアができるわけではなく, 療養者・家族の意識, 住民の参加といった地域基盤の形成も, さまざまな領域で取り組まれてきている。地域・在宅看護にかかわるおもな地域システムには, 行政システム, 教育

238

システム，住民システム，医療システム，介護保険システム，福祉システムなどがある（**図 14-6**）。

　たとえば，教育システムにおいては，学校生活のなかで生活習慣や食育，保健などの教育活動が行われ，特に障害児に対しては，医療や介護，福祉と連携をとる。また，これらのさまざまなシステムがかかわりあいながら，一人暮らし高齢者の見守りや，療養者・家族の生活を支えている。このように，地域・在宅看護の対象となる療養者・家族は，過去から現在まで，さまざまな地域システムとかかわりをもちながら生活している。

（2）健康な生活を支える地域づくり
a）地域における交流の場
　地域には，住民の健康の維持増進，地域共生社会の推進に向けて，交

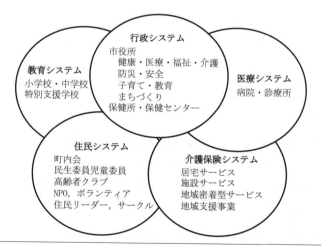

図 14-6　地域・在宅看護にかかわるおもな地域システム

流の場が置かれるようになってきている。高齢者を対象とした学びや交流の場，世代を限定せずに立ち寄れる交流の場，乳幼児親子の遊び場などもある。こうした地域の交流の場は，健康情報を得たり，困りごとの相談をすることもでき，地域の身近な相談窓口としての役割も担う。また，こうした交流の場は住民が運営に携わるものもあり，住民参加の場としての機能もある。

b）住まい

　地域包括ケアシステムにおいて，住まい・医療・介護・予防・生活支援が一体的に提供されるシステムの実現が目指されている。このことからも生活を送るために住まいという環境が大切なことがわかる。住環境が整わなければ，転倒などの事故のリスクになるし，また，日常生活動作（activities of daily living：ADL）の維持の障壁となり，トイレに行けなくなったり，外出しなくなったりということにもつながる。介護保険の要支援・要介護の認定を受けると，手すりの取り付け，段差の解消などの住宅改修の補助を受けることができる。また，福祉用具も保険給付の対象とされており，自宅の療養環境の改善を図ることもできる。こうした制度を活用しながら，住まいを安全，快適に整えることも，自宅での生活を継続するためには重要である。

　一方，高齢者では，施設への入所という選択，施設へのデイサービスやショートステイなどを活用しながら自宅での暮らしを続けるという選択もある。以下，高齢者向け施設・住居を概説する。

①介護保険施設

　介護保険法による施設介護サービスを提供する。

・介護老人福祉施設（特別養護老人ホーム）：要介護高齢者のための生活施設

・介護老人保健施設：要介護高齢者にリハビリテーションなどを提供し

在宅復帰を目指す施設
・介護医療院：医療の必要な要介護高齢者の長期療養施設

②高齢者向け住居

　老人福祉法や社会福祉法，高齢者の居住の安定確保に関する法律（高齢者住まい法）などを根拠としている高齢者向けの住まいである。対象者や設置基準などがそれぞれ定められており，介護保険の居宅サービスなどを利用できるものもある。

・サービス付き高齢者向け住宅：高齢者のための住居
・有料老人ホーム：高齢者のための住居
・養護老人ホーム：環境的，経済的に困窮した高齢者の住居
・軽費老人ホーム：低所得高齢者のための住居
・認知症高齢者グループホーム：認知症高齢者のための共同生活住居

c) 地域密着型サービス

　地域密着型サービスは，認知症高齢者や一人暮らし高齢者の増加などをふまえ，身近な市町村で提供されるサービスとして，介護保険に位置づけられるものである。特に看護職が提供するものとして，下記のものがある。

①定期巡回・随時対応型訪問介護看護

　日中・夜間を通じて，訪問介護と訪問看護が連携をとりながら，定期巡回と随時の対応を行うものである。

②看護小規模多機能型居宅介護（複合型サービス）

　訪問看護と小規模多機能型居宅介護を組み合わせたもので，「通い」「泊まり」「訪問介護」「訪問看護」のサービスを提供するものである。退院調整，退院後の在宅生活への移行，看取り期，病状が不安定な時期の支援，家族のレスパイトなど，医療行為も含めた多様なサービスを提供することができる。介護職，看護職が連携をとりながら，地域でその

人らしい生活を支え，家族支援も行う機能が期待されている。地域の事業所として，地域行事への参加やイベントの実施などの地域活動，ボランティアの受け入れを行う取り組みなどもみられる。

5．地域包括ケアシステムへの貢献：訪問看護の拡がり

訪問看護は，地域包括ケアシステムのなかで，療養者の自宅などで訪問看護を提供するだけでなく，地域特性に応じて看護の提供の場や機能を拡大するという展開をみせている（**図 14-7**）[5)]。たとえば，まちの保健室や認知症カフェなどを訪問看護ステーションに併設したり，自治会や老人クラブに出向いて健康相談・健康教育にかかわっている。そのほ

Ⅰ　訪問看護の量的拡大

1. 訪問看護事業所の全国的な整備
   - ●地域偏在の解消　●24時間365日体制の整備
   - ●規模の拡大
2. 訪問看護師の安定的な確保
   - ●目標15万人　●新卒訪問看護師の確保
   - ●処遇改善とワークライフバランス（WLB）
3. 医療機関と訪問看護ステーションの看護師の相互育成
   - ●人材育成システムの構築　●人事交流の機会

Ⅱ　訪問看護の機能拡大

1. 訪問看護の提供の場の拡大
   - ●介護施設やグループホーム及び学校等の訪問看護
2. 訪問看護事業所の機能の拡大
   - ●機能強化型訪問看護ステーションを二次医療圏に1か所以上
   - ●療養通所介護の拡充
   - ●住民への予防活動等
3. 看護小規模多機能型居宅介護の拡充
4. 訪問看護業務の効率化
   - ●ICT活用による多職種との情報共有
   - ●業務効率化

Ⅲ　訪問看護の質の向上

1. 健康の維持・回復、生活や穏やかな人生の最終段階を支える視点を持つ専門家の育成
   - ●対応充実
     在宅ターミナルケア、緩和ケア、認知症、精神科疾患、重度心身障害児、退院支援等
2. 看護の専門性を発揮して多職種と協働
   - ●多職種と共に学び、考える場づくり
3. 訪問看護ステーション管理者のマネジメント力の向上
   - ●管理者研修の充実
4. 看護基礎教育への対応強化
   - ●教育機関との協力体制　●在宅看護論の実習指導力向上

Ⅳ　地域包括ケアへの対応

1. 国民への訪問看護の周知
   - ●訪問看護の機能・役割の情報発信
2. 地域包括ケアシステムの構築
   - ●地域ネットワークづくり　●市町村の事業や会議への参加
3. 地域での生活を包括的に支援する訪問看護ステーションの機能強化
4. 訪問看護の立場からの政策提言
   - ●計画策定プロセスへの参加
   - ●地域特性にあった政策提言

図 14-7　訪問看護アクションプラン 2025 概要

（日本訪問看護財団：訪問看護がつくる地域包括ケア データからみる「訪問看護アクションプラン 2025」の今．p.2，日本訪問看護財団，2019．https://www.jvnf.or.jp/wp-content/uploads/2019/12/actionplan2025_2019ver.pdf より転載）

か，地域特性や療養者・家族のニーズをふまえて，看護小規模多機能型居宅介護（複合型サービス）やホームホスピスなどを展開するところもある。このように訪問看護においては，医療・介護サービスだけではなく，予防的な支援や新たな社会資源の創出などの取り組みがみられている。

引用文献

1) 健康日本 21：地域における 健康日本 21 実践の手引き．p.21-24，健康・体力づくり事業財団，2000．
https://www.kenkounippon21.gr.jp/kenkounippon21/jissen/index.html

2) 東京都福祉保健局：高齢者等の見守りガイドブック（第 3 版）―誰もが安心して住み続けることができる地域社会を実現するために．p.5，東京都福祉保健局高齢社会対策部在宅支援課，2018．
https://www.fukushihoken.metro.tokyo.lg.jp/kourei/koho/mimamoriguidebook.files/guidebookzenbun.pdf（2022 年 3 月アクセス）

3) 厚生労働省：市町村・地域包括支援センターによる家族介護者支援マニュアル―介護者本人の人生の支援．平成 29 年度介護離職防止のための地域モデルを踏まえた支援手法の整備事業，三菱 UFJ リサーチ＆コンサルティング，2018．
https://www.mhlw.go.jp/content/12300000/000307003.pdf（2022 年 3 月アクセス）

4) 宮坂忠夫他編：最新 保健学講座別巻 1 健康教育論（第 2 版）．p.95，メヂカルフレンド社，2013．

5) 日本訪問看護財団：訪問看護がつくる地域包括ケア データからみる「訪問看護アクションプラン 2025」の今．p.2，日本訪問看護財団，2019．
https://www.jvnf.or.jp/wp-content/uploads/2019/12/actionplan2025_2019ver.pdf（2022 年 3 月アクセス）

15 | 療養の場の移行におけるケア

永田智子

《**目標＆ポイント**》
　退院支援などの療養の場の移行時における支援や，外来での在宅療養支援について，その必要性や展開の実際について学ぶ。
(1) 療養場所の移行に関する支援の必要性を理解する。
(2) 医療機関（外来やプライマリケア）と地域が連携する意義と実際について学ぶ。
《**キーワード**》　入退院支援，外来との連携，プライマリケア

1. 療養場所の移行における支援の必要性

　2017（平成 29）年患者調査[1]によれば，全国で入院中の約 131 万人の患者のうち，7 割以上は高齢者であり，入院期間は平均で 29 日程度，病院の一般病床だけをみれば 17 日程度で，半数以上は 14 日以内に退院していく。患者のなかには，入院前には健康で，感染症や外傷の治療のために入院し，ほぼ健康な状態に回復して退院する者もある。もともと慢性疾患を抱えた患者が，症状や病状の改善を求めて入院し，元の疾患を有したまま退院する場合もある。健康に暮らしていた人が，外傷や脳血管疾患などにより，突然日常生活への支障のある状態に陥り，以前とは同じ状態に戻らないまま退院する場合もある。さらに，悪性腫瘍や神経難病で，徐々に症状が進行していくなか，自宅での生活を求めて退院する場合もある。
　昨今，高齢化の進行・医療費増大などを背景として，療養場所を病院

から地域へ移行させる流れが加速するなか，医療機関の機能分化，在院日数の短縮化が急速に進められている。一方で，患者はこのような流れを理解できないこともある。その結果，病状や症状が完全に回復しないなか，不安を有しながらの退院となり，医療者への不信感を抱くこともある。さらに，退院後に必要なケアやリハビリテーション，日常生活のサポートなどについて，十分な準備が行われず，知識もないままの退院となることもある。その結果，退院後の生活に支障をきたしたり，病状の悪化を招いたりする危険が生じる。

　こうした事態を防ぎ，退院後の生活に向けた準備を入院中から行うことを退院支援という。退院支援について，アメリカ病院協会（American Hospital Association：AHA）は「患者とその家族が，退院後の適切なケアプランをつくるのを助けるために，利用可能でなければならない，部門を越えた病院全体としてのプロセス」（Guideline for Discharge Planning by AHA, 1984）と定義している。つまり，病院として退院に向けたケアプランをつくるためのシステムを整備することは必須条件とされている。実際，アメリカでメディケア（高齢者の医療保険）の償還を得るためには，病院は退院支援システムを整備している必要がある。

　「退院支援」と「退院調整」を分ける考え方もある。「退院支援」は患者と医療者の考え方との間のギャップを埋めるために必要となるもの，すなわち疾患や治療に関する患者の理解を促すとともに，医療者が患者のニーズや希望を把握して，今後の治療や生活についてともに考えていくことである。「退院調整」は患者・家族が希望する療養生活を実現するために，必要な環境を整える作業を指す[2]。いずれも不可欠な要素であり，本章では，両方の支援を含めて「退院支援」とよぶこととする。

　さらに，入院中の治療を効率的に行い，早期退院を実現するために，入院前から支援を行うことも普及してきた。入院前支援と退院支援をま

とめて「入退院支援」とよぶ。

2．退院支援の展開方法

　退院支援は，入院当初からその人の治療のゴール，退院後の療養生活などを勘案し，支援計画を立案し，それを多職種・多部門が連携して実行していく必要がある。具体的な退院支援のプロセスを**図15-1**にあげる。

（1）入院計画の策定，ゴール設定

　入院前の生活状況を十分に把握するとともに，入院の目的，治療計画，治療に要する期間やその後の状態像について，医療者・患者・家族間で情報を共有し，認識を同じくして入院中の計画を検討することが重

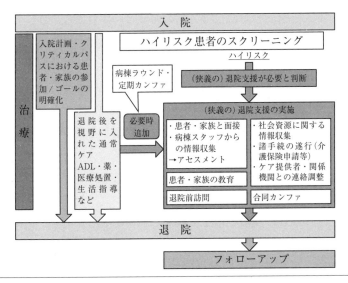

図15-1　退院支援のプロセス

要である。

　患者が入院前の居所で，どのように生活していたか，かかりつけ医やすでに利用していたサービスはあるか，家族や周囲からどのようなサポートを受けていたかを把握することは，退院に向けた準備を行ううえで重要な情報である。患者本人や家族から，入院前の生活動作や生活範囲を聞くことで，退院時に予測される状態像とのギャップについて早期に推定することができる。入院前から介護保険のサービスを利用していれば，ケアマネジャーから情報を得る，持病で近くの診療所にかかっていたならそこでの治療や服薬の内容を知る，といった情報収集も行う。

　また，患者・家族の医療や生活に対する希望・意向を確認することは不可欠である。

　さらに，医療機関のスタッフ間での情報共有や意思統一も重要である。医師の治療方針を鵜呑みにするのではなく，治療に伴う副作用や機能低下，本人・家族の退院後の生活の希望とのずれがないか，といった点をふまえて，医療チーム間で治療方針の選択肢について話し合うことが必要である。

　そのうえで，患者・家族に病状や治療方針の説明を行う際に，退院に向けた見通しについても伝え，退院のゴールについて話し合う機会をもつ。また，退院後の状態について専門職の立場から予測し，患者のニーズに沿った支援体制や環境を整えるための方策について検討することも必要である。これらの方針を早期に設定することにより，退院に向けたゴール設定とそれに応じた入院中のケアやリハビリテーション計画，さらに住宅改修などの環境整備を早期から進めることができ，円滑な退院を目指すことができる。一方で，患者・家族の気持ちが揺れ動くこともある。納得して療養の場の移行につなげられるよう，意思決定支援を行っていくことは重要である。

（２）スクリーニングとアセスメント

　入院患者のなかには一般的な退院指導だけで問題なく退院できる患者も多くいる。退院に向けて支援を要する患者を早期にスクリーニングして対応することが必要である。支援を要する可能性の高い患者の属性は，経験や先行研究からかなり明らかになっている。鷲見らは退院支援スクリーニング票として「活動（移動，排泄），認知状況，家族（同居者，家族介護），退院支援の希望，介護保険申請状況，退院後に必要な医療処置およびケア，退院先の希望」の各項目について重みづけした得点を出し，その多寡によりハイリスク患者を特定するツールを作成し，実用化している[3]。厚生労働省も入退院支援に関わる診療報酬の算定基準のなかに退院困難な要因を例示している。

　スクリーニングで支援を要する可能性があるとされた患者に対しては，さらに多角的なアセスメントを行い，具体的な支援につなげていく。多角的なアセスメントの視点としては，患者自身の病状や今後の見通し，ケアの必要量といった，医療・介護に関する情報のほか，家族関係・介護の意欲・副介護者の有無・経済力，居住地などの情報があげられる。スクリーニングでハイリスクとされた患者だけでなく，入院中の状態変化や情報の追加に基づいて，適宜アセスメントを行い，退院に向けた支援の必要性を検討していく。

　昨今では，高齢者世帯において「単独世帯」，「夫婦のみ世帯」の占める割合が年々上昇しており，家族の介護力が低下している。独居であれば見守り体制が必須であることは言うまでもないが，家族がいても，高齢者による「老老介護」，認知症を有する家族による「認認介護」という状況も多く，却ってケア体制の構築が困難な場合もある。家族の力を正しくアセスメントし，家族を含めたサポート体制をつくっていくことは，退院支援のポイントの一つである。

　スクリーニングやアセスメントのタイミングや体制は病院の実情に応じて設定する。入院時の限られた情報に基づき，支援を要する患者を入院早々にスクリーニングにより把握して支援のルートに乗せるのと並行して，全患者に対して改めて入院後2日～1週間程度の間に，患者・家族からの直接の情報収集に基づいて，より精緻なアセスメントを行う，という体制が考えられる。また，入院後数日の間にまとめてアセスメントを兼ねたスクリーニングを行う，という体制もある。さらに最近では，入院より前，外来や入院予約が入った時点ですでにスクリーニングを行って支援を開始する，すなわち入院前支援を実施する病院も増えている。たとえば家族の介護力がなく，入院により日常生活動作（activities of daily living：ADL）の低下が明白な場合などは，入院を待たずに退院後のサービスや家屋の整備に向けて動き出すことが有効であろう。

　スクリーニングやアセスメントにおいては，誰がいつスクリーニングを行い，それでハイリスクと判断された患者に対し，誰がどのように対応するのか，という全体像をしっかり描いておくことである。これがなければ，スクリーニングを行っても，実際にハイリスクかどうかの判断が先延ばしにされて結局支援開始が遅れたり，多くの患者がハイリスクと判断されるために実質的に支援が形骸化したりする危険がある。また，患者の病状や家族の状況が変化することもあれば，入院時にはわからなかった患者の状況が明らかになることもある。よって，スクリーニングだけに頼らず，日常のカンファレンスなどで心配な患者を拾い上げたり，退院支援の必要性について経過をみて判断するとされた患者をフォローアップしたりする仕組みが重要である。外来・病棟・退院支援専門部署がそれぞれの役割を果たすため，病院をあげての支援体制の確立が必要である。

（3）サービス調整

　退院支援の要は，退院後の生活に向けたケアマネジメントである。患者の退院後の生活について，患者・家族の意思および専門家による病院やケアニーズのアセスメントに基づき必要なサポートを明らかにし，フォーマル・インフォーマルなケア資源を活用して，ケアプランを作成していくプロセスである。

　患者の退院後の生活について，24 時間 1 週間分をまずは想定する。特に，ADL が回復していなかったり，新たな処方や治療を始めたのちに退院する場合は，入院前と生活状況が異なっていることに留意し，ニーズの見直しを行う必要がある。日常生活のニーズを考える際は，医療処置，身辺ケア，家事援助について，それぞれの発生頻度と必要な時間，時間の融通が利くかどうか，専門的知識や技能を要するか，身体的負担はどの程度かなどを考慮する。そのうえで，通常ケアの調整・家族調整などを併せて行いつつ，ニーズを満たすよう必要なサービスを調整する。具体的なケアプランは，介護保険利用者であれば介護支援専門員が中心となって立案するが，それぞれの患者がどの程度サービスを利用できて，退院後にどのような日常生活を送れるかを大まかにでも把握し，介護保険の利用を患者に提案したり，介護支援専門員と相談したりすることは，病院内の医療者にとっても必要なことである。

　実際にサービスを調整する際には，単にニーズとの適合だけでなく，サービス提供者側のキャパシティ，日時などの具体的な都合，患者側の受け入れ（金銭面，サービス内容への納得，相性などの好みまで含め）などを総合して決めていくこととなる。転院の場合も含めたサービス調整のフローを**図 15-2** に示す。

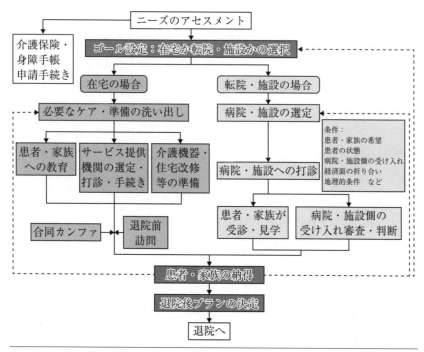

図 15-2　退院支援におけるサービス調整の流れ

（4）通常ケアの調整

　病棟で行われている患者の治療やケアの見直しが必要なことも多い。たとえば，入院中は医療者が管理している服薬やインスリン注射などが，患者や家族だけでは行えない場合がある。退院後の患者の生活を予測し，生活リズム，認知機能，手指の巧緻性，サポートや見守りを行う人がいるかどうかなど，さまざまな側面からアセスメントする必要がある。病状からみてやむをえない処方の場合もあるが，自己管理ができずにアドヒアランスが損なわれるのであれば，実施可能な次善の策をとる

ほうがよい場合もある。また，薬の一包化など，内容を変えずに提供方法を変えるだけで改善する方策もありうる。

　また，リハビリテーション室では歩行訓練をしていても，病棟では大事をとって床上安静にしている場合などがある。いざ退院する際，移動やトイレ動作など，具体的な生活行動をとることができなければ，せっかくリハビリテーションで身体機能が向上していても，退院後の生活を自立して送れないこともある。入院生活では安全面を重視することが多いが，患者の残存能力の活用・退院後の自立生活のため，適切な看護計画を立案することが重要である。退院後の生活を患者とともに思い描き，その実現に向けてゴールを設定し，リハビリテーションに取り組むことも有効であろう。

（5）退院支援に関するカンファレンス

　退院支援を円滑に進めるためには，カンファレンスを効果的に進めることが重要である。

　まずは，退院支援を要する患者を見逃さずに支援につなげたり，支援中の患者の進捗を把握するためのカンファレンスである。病棟と退院支援担当者が共通認識をもちながら退院に向けてサポートしていくためには，定期的に情報共有を行うことが非常に重要である。たとえば，週1回カンファレンスを開いて，退院支援担当者が各病棟で気になる患者について情報交換を行うことなどが考えられる。退院支援専任の担当者を有しない病院でも，各患者の退院に向けた進捗状況確認のためのカンファレンスの開催は有効である。

　入院前と患者の状態が大きく異なる場合や，今後の治療方針について見直しが必要な場合には，患者・家族と院内のスタッフが話し合いの場をもち，退院に向けての方向性を決めることが重要である。その際，一

方的に医療者側が病状や治療方針を説明するのではなく，「今，何が問題なのか」「何を目標にするのか」「そのためにはどんな方法があるのか」「それを実行するためには，それぞれがどんな役割を果たすべきなのか」といった決定に至るプロセスを共有していくことが必要である。このプロセスを shared decision making とよぶ[4]。この過程を通して，入院中のゴールを再確認・再設定するとともに，退院後のケアプランを患者・家族とともに立案し，退院に向けた通常ケアや患者・家族教育を進める。以前から担当していた介護支援専門員や訪問看護師がいる場合は，この話し合いにも同席したり，事前に在宅での生活に関する情報を提供したりできると，より具体的なケアプランを立案することができるだろう。

在宅サービスを新たに導入して退院する場合は，実際にサービス調整を行い，退院への足取りが決まってきたところで，おもに退院後の生活のサポート体制と，退院までの具体的な準備について，関係者が共通認識をもつためのカンファレンスも行う。これは，一般に合同カンファレンスとよばれる。カンファレンスの出席者は患者のケア体制に応じてさまざまだが，患者・家族のほか，病院側は主治医・病棟看護師・退院支援担当者に加えて，必要に応じてリハビリテーションスタッフや薬剤師，栄養士などが参加する場合もある。在宅側はケアマネジャーや訪問看護師に加え，ヘルパー事業所の担当者，在宅医療機器業者の担当者，民生委員など地域の関係者，調剤薬局の薬剤師などが参加することもある。院内の退院支援担当者が指揮をとって事前に情報を整理し，限られた時間のなかでも充実した情報交換を行えるようにすること，患者・家族の意向の確認と共有を丁寧に行うことにより，在宅でのケアチームへの円滑なバトンタッチにつなげていくことが必要である。

新型コロナウイルス感染症の蔓延時には一堂に会してのカンファレン

スが実施しにくくなったが，家族や地域の関係者がオンラインでカンファレンスに参加する試みが多くの病院で行われた。この試みは仕事をもつ家族や遠距離で移動に時間がかかる地域のケア機関にとってはかえって効率的であり，コロナ禍後も対面での会合とうまく組み合わせて実施することが期待されている。

3．外来看護と入退院支援

　昨今の短い入院期間では，十分に患者の生活状況を把握して準備する前に退院日を迎えてしまうことも少なくない。そこで，病棟と外来の情報共有により，入院中に適切なケアを行えるようにすることが望ましい。入院前支援を含む入退院支援については，2018（平成 30）年度の診療報酬改定で加算がつくようになり，入院前からの支援が本格的に行われるようになってきている。

　図 15-3 の上部に，入院前後の外来における支援を示した。予定入院患者に対しては，外来での対応をシステム化することが有効である。入院に関する手続きなどの説明に合わせて，入院目的や退院後に予測される状況などを説明したり，入院にあたっての不安を聴取したりする。入院前に患者の ADL や服薬状況，介護保険の認定状況など，情報を得ておくことにより，入院中のケアをスムーズに進めることができる。さらにこの際，認知症や家族介護力など，入院生活や退院後の生活に影響を及ぼしそうな状況が把握できれば，前もって準備ができたり，早めに地域のケア機関と連絡をとる手はずを整えたりすることも可能となる。

　外来通院中から利用しているサービスや，ほかにかかっている医療機関などを事前に把握することで，それらの機関からの情報提供を前もって依頼できる可能性もある。さらに，必要に応じて退院後に向けた教育やサービス導入などまで行うことができれば，短い入院期間でも準備時

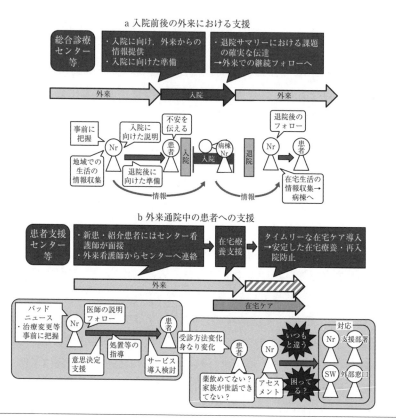

図 15-3　外来における在宅療養支援
Nr：看護師，SW：ソーシャルワーカー

　間を確保しやすい。たとえば薬剤や栄養の管理，リハビリテーションなど
を入院前から行うことで，治療をスムーズに進める試みが行われている。
　患者の入院後には，退院に向け，入院中の状況を外来に伝達し，初回
外来で退院後の状況を適切にアセスメントすることも必要である。退院
に向けての調整期間に，次回外来受診日時を確認して外来と病棟間で情

報共有すること，退院直後には外来と病棟間で退院後の様子を共有するといったことも必要である。こうした取り組みにより，「入院」というイベントが在宅生活に与える影響を少なく抑えたり，入院をきっかけとしてその後の生活を整えたりすることができる。

　一方，入院に至らず，がんの化学療法を外来で継続的に行ったり，慢性疾患の管理を外来で長期間行ったりしているなかで，体調の悪化や生活環境の変化が生じ，治療方針の変更や在宅サービスの導入が必要となるケースもある。退院時にはサービスの導入なく帰宅しても，退院後に医療管理や家族による支援が思うようにいかず，外来でサービス導入につなげる場合も少なくない。この場合の支援イメージを**図 15-3** の下部に示した。

　病棟と異なり，外来では患者に対する医療者の配置数が少なく，直接接することができる時間も短い。また外来看護師の勤務体制によっては，継続的に患者の支援を行うことがむずかしい場合もある。それでも，ハイリスクな患者を事前に洗い出しておいて担当者が声を掛けたり，処置を行う際に在宅での様子を尋ねたりすることによってニーズを把握し，退院支援部門と協力したり，直接ケアマネジャーや訪問看護師に連絡したりして対応に努めている病院もある[5]。病棟・外来・地域の連携体制の構築は今後の課題であると言えよう。

4．地域全体のケアの質の向上に向けて

　多くの患者にとって，病院で過ごすのは人生のなかのほんの一部である。継続的に治療やケアを要する患者であっても，生活の基盤は患者の居住する自宅であり，地域にある。しかし，病院の医療従事者は，入院や通院中の患者の姿しか目に見えないことから，おのずと，それを基準に退院支援を行っていることも多い。

　一方で，地域のケア提供者は，病院の先進的な治療とそれに伴って要する高度な医療的知識，テンポの速さなどに気後れして，病院の医療者と十分なコミュニケーションがとりにくいとの意見もある。こうした関係性は，病院と地域のほか，職種間にも生じることがある。しかし，ケアを提供する専門職が互いに十分なコミュニケーションをとり，互いの役割を理解したうえで，同じ目的に向かって医療やケアを行うことは，ケアの質にとって不可欠な要素である。

　職種間，また，病院と地域との連携を強化するためには，窓口がお互いによくわかるようにして，患者に関する個別のコミュニケーションを密にとれるようにすること，勉強会や事例検討会などを通して顔を合わせ，互いの実践を理解する機会を多くもつことなどが考えられる。これらの取り組みは，円滑な退院支援を行う際の重要な基盤となるものであり，関係者間での顔の見える関係づくりが一層求められている。

　患者の生活の質（quality of life：QOL）を高め，住み慣れた地域での生活を保障し，また医療費の増大を食い止めるには，プライマリケアが重要である。プライマリケアとは，世界保健機関（World Health Organization：WHO）によれば「最初に接触する医療であり，アクセスしやすく，継続性があり，包括的でコーディネートされた医療」であるとされ，日本ではいわゆる「かかりつけ医」にあたる。病院・病床の機能分化が進み，診療所や地域に密接した病院と，高度医療を行う病院などに分かれるなか，ケアの場の移動における継続性は重要である。地域包括ケアシステムにおいても，患者のニーズに応じたケアを効果的に提供するための多機関の連携は要となっている。地域の多機関・多職種が顔の見える関係となり，互いの役割を理解して協働することにより，地域全体のプライマリケアの質の向上が図られ，住民が安心して暮らし続けられる地域包括ケアシステムにつながることが期待される。

引用文献

1) 厚生労働省：令和 2 年（2020）患者調査の概況. 政策統括官付参事官付保健統計室，2022.

2) 山田雅子：退院支援・退院調整をめぐる現状と看護の位置づけ. 宇都宮宏子編，病棟から始める　退院支援・退院調整の実践事例. pp.2-9，日本看護協会出版会，2009.

3) 鷲見尚己，他：大学病院における改訂版退院支援スクリーニング票の妥当性の検証. 看科研会誌 10（3）：53-67，2007.

4) 石川ひろの：Shared Decision Making の可能性と課題—がん医療における患者・医療者の新たなコミュニケーション. 医療と社会 30（1）：77-90，2020.

5) 永田智子，他編：外来で始める在宅療養支援—ニーズ把握と実践のポイント. 日本看護協会出版会，2021.

索引

●配列は五十音順

分担執筆者紹介

（執筆の章順）

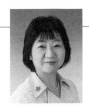

牛久保美津子 （うしくぼ・みつこ） ・執筆章→ 3・10

学　　歴	米国テキサス州立女子大学卒業　学士号取得 米国南フロリダ大学大学院老年学研究科修士課程修了　修士号取得 順天堂大学医学部にて，テーマ「神経難病の在宅療養支援体制の構築」に関する論文で医学博士号取得
職　　歴	神奈川県リハビリテーションセンター看護師 東京医科歯科大学医学部保健学科　助手・助教授 群馬大学大学院保健学研究科・看護学講座・在宅看護学分野　教授（2005年4月〜現在）
専　　門	神経難病看護学／在宅看護学
主な著書	『地域完結型看護をめざした看護教育―地域包括ケア時代の実習指導』（編著，メヂカルフレンド社，2019），ほか
主な活動	従来の病院中心の看護ではなく，地域完結型看護の考え方に基づく看護教育の実践や普及に努めている。研究活動では，神経難病療養者の緩和ケア，筋萎縮性側索硬化症療養者（ALS）の在宅療養支援，非がん疾患患者のアドバンスケアプランニングなどをテーマに取り組む。

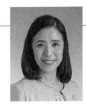

福井小紀子 （ふくい・さきこ） ・執筆章→ 5・12

1993年	東京大学医学部保健学科卒業
1993年	東京大学医学部附属病院病棟看護師，訪問看護師（〜1995年）
2000年	東京大学大学院医学系研究科修士課程・博士課程修了（保健学博士）
2000年	米国ミズーリ州ワシントン大学留学，現地で訪問看護，在宅緩和ケアに従事（〜2001年）
2001年	首都大学東京講師・准教授
2006年	千葉大学准教授
2008年	厚生労働省在宅看護専門官
2012年	日本赤十字看護大学地域看護学分野教授
2017年	大阪大学大学院医学系研究科保健学専攻教授
2020年	東京医科歯科大学大学院保健衛生学研究科教授（〜現在）
主な活動	専門は，在宅看護全般，在宅緩和ケア，医療介護連携，介護政策，診療報酬改定・介護報酬改定で，これらに関する研究教育活動を20年以上続けてきています。近年は，加えて，在宅看護に関連する「センシング機器を用いた産学連携研究」と「国保データベースなど自治体が保有する医療介護レセプトデータを用いるビッグデータ解析研究」も進めています。

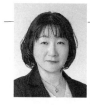

梶井　文子 （かじい・ふみこ）

・執筆章→7・9

最終学歴	東京医科歯科大学大学院医学系研究科保健衛生学専攻博士後期課程修了（博士：看護学）
職　　歴	東京大学医学部附属病院，時事通信社（株）健康管理室，おもて参道訪問看護ステーション，聖路加国際大学（前聖路加看護大学）を経て，2015年より東京慈恵会医科大学医学部看護学科老年看護学教授
主な著書	高齢者看護学（共著，第3版，中央法規，2018），根拠と事故防止からみた老年看護技術（共著，第3版，医学書院，2020），これからの在宅看護論（共著，ミネルヴァ書房，2014）
資　　格	看護師，管理栄養士，認知症ケア上級専門士（日本認知症ケア学会認定）
主な活動	本学の附属病院の認知症疾患医療センターと連携して，地域で生活する認知症高齢者と家族に対する相談・支援の実践活動を，また潜在看護職を活用した地域の認知症者と家族のための支援システムに関する研究活動に取り組んでいる。

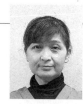

宮田　乃有 （みやた・のあ）

・執筆章→8・13

1997年	琉球大学医学部保健学科卒業
1997年	みさと健和病院勤務
1999年	さくら訪問看護ステーション勤務（～2003年）
2005年	聖路加国際大学大学院看護学研究科看護学専攻博士前期課程（CNSコース）修了，府中医王訪問看護ステーション勤務
2007年	地域看護専門看護師認定取得
2014年	恵仁会なごみ訪問看護ステーション副所長，現在に至る
主な著書	だから訪問看護はやめられない．共著，メディカ出版，2010． 訪問看護がわかる「いま・これから」のKey Word．共著，メディカ出版，2020． はじめてみよう訪問看護．編，メディカ出版，2020． 訪問看護が支える在宅ターミナルケア．共著，日本看護協会出版会，2021．
主な活動	がんの当事者と家族を支える市民団体の役員，市民向け講座の講師など在宅ケアを広く知ってもらえるよう活動中。

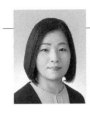

萱間 真美 (かやま・まみ)

・執筆章→ 11

現　職	国立看護大学校長
1986 年	聖路加看護大学卒業
1986 年	精神科病院急性期病棟勤務（〜1989 年）
1991 年	聖路加看護大学大学院 修士課程修了
1997 年	英国ニューカッスル大学 客員フェロー
1998 年	東京大学大学院医学系研究科 博士課程修了
1999 年	東京大学大学院医学系研究科 講師，助教授
2004 年	聖路加国際大学 教授
	聖路加国際病院訪問看護ステーション 兼務
2022 年	現職

主な著書　ストレングスからみた 精神看護過程. 編集，医学書院，2021

リカバリー・退院支援・地域連携のための ストレングスモデル実践活用術. 著，医学書院，2016

精神科訪問看護テキスト―利用者と家族の地域生活を支えるために. 編集代表，中央法規，2020

看護学テキスト NiCE 精神看護学Ⅰ こころの健康と地域包括ケア／精神看護学Ⅱ 地域・臨床で活かすケア. 編集／著，改訂第 3 版，南江堂，2021

パーフェクト臨床実習ガイド 精神看護. 編集，第 2 版，照林社，2015

主な活動　精神科訪問看護の制度と効果，コロナ禍の看護職へのリモート支援，ストレングスモデルの臨床への実装にとりくんでいます。

編著者紹介

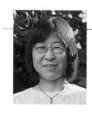

永田　智子（ながた・さとこ）

・執筆章→1・2・15

現　　職	慶應義塾大学看護医療学部在宅看護学分野 教授
略　　歴	東京大学医学部附属病院内科病棟勤務
2005 年	東京大学大学院医学系研究科 博士（保健学）学位授与
2005 年	同 講師
2012 年	同 准教授
2017 年	慶應義塾大学看護医療学部 教授，現在に至る

主な著書　外来で始める在宅療養支援 ニーズ把握と実践のポイント．編著，日本看護協会出版会，2021．
　　　　　家族看護を基盤とした 地域・在宅看護論（第 5 版）．編著，日本看護協会出版会，2021．

主な活動　ケアの継続性や連携をテーマとして，入退院支援や外来からの在宅療養支援に関する研究や教育に取り組んでいる．最近は地域住民による居場所づくりの活動にもかかわっている。

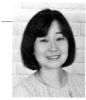

小野若菜子（おの・わかなこ）

・執筆章→4・6・14

現　　職	聖路加国際大学大学院看護学研究科在宅看護学 准教授
略　　歴	聖路加国際病院内科病棟，訪問看護科勤務
2008 年	聖路加看護大学博士後期課程修了
2008 年	聖路加看護大学（現聖路加国際大学）勤務，現在に至る

主な著書　公衆衛生看護学テキスト第 1 巻 公衆衛生看護学原論（第 2 版）．共著，医歯薬出版，2022．
　　　　　地域・在宅看護論．共著，医歯薬出版，2021．
　　　　　こんなときどうする？ 在宅看護 Q & A―小児から高齢者まで．編著，メディカ出版，2015．

主な活動　訪問看護におけるターミナルケアやグリーフケア，近年では，死別を支えあう地域コミュニティ，地域における死別サポートをテーマに研究活動に取り組む。

放送大学教材　1519425-1-2311（テレビ）

地域・在宅看護論

発　行　　2023 年 3 月 20 日　第 1 刷
編著者　　永田智子・小野若菜子
発行所　　一般財団法人　放送大学教育振興会
　　　　　〒105-0001　東京都港区虎ノ門 1-14-1　郵政福祉琴平ビル
　　　　　電話　03（3502）2750

市販用は放送大学教材と同じ内容です。定価はカバーに表示してあります。
落丁本・乱丁本はお取り替えいたします。

Printed in Japan　ISBN978-4-595-32400-0　C1330